Z

Gerda Blees

WIR SIND DAS LICHT

Roman

Aus dem Niederländischen
von Lisa Mensing

Paul Zsolnay Verlag

Die Originalausgabe erschien erstmals 2020 unter dem Titel *Wij zijn licht* im Verlag Podium, Amsterdam.

Die Übersetzung dieses Buches wurde von der niederländischen Stiftung für Literatur gefördert.

Nederlands letterenfonds
dutch foundation
for literature

1. Auflage 2022

ISBN 978-3-552-07274-9

Satz: Nele Steinborn, Wien
Autorinnenfoto: © Bartjan de Bruijn
Umschlag: Anzinger und Rasp, München
Motiv: © plainpicture/Millennium/Sam Pelly
Druck und Bindung: CPI books GmbH, Leck
Printed in Germany

FSC
www.fsc.org
MIX
Papier aus verantwortungsvollen Quellen
FSC® C083411

WIR SIND
DAS LICHT

1

Wir sind die Nacht. Wir bringen Düsternis und Trunkenheit, Katzenkämpfe, Schlaf und Schlaflosigkeit, Sex und Sterbefälle. Wer in aller Ruhe sterben möchte, ohne zu viel Trara und Drama, macht das vornehmlich in uns, der Nacht, während die angehenden Hinterbliebenen schlafen. So sehen wir des Nachts in diesem Land viele Krebs-, Herz- und Lungenpatienten und abgelebte alte Leute fast unbemerkt ihren Geist aushauchen. Doch auch die weniger friedlichen Arten des Sterbens sind uns nicht fremd. Prügeleien, Autounfälle, Mord und Todschlag. Sie wollen nichts von den Gräueltaten wissen, deren Zeuge wir geworden sind, auch wenn Sie Horrorfilme mögen und einen starken Magen haben. Und wir möchten nicht darüber reden. Es gibt interessantere Arten zu sterben, man schaue sich nur die Frau an, auf die wir in diesem Moment unsere Aufmerksamkeit richten, bei der die erkennbaren Merkmale des friedvollen Sterbens mit beunruhigenden, abweichenden Umständen zusammenfallen.

Das Vertraute: ein Wohnzimmer mit Neunzigerjahremöbeln und geschmackloser Deko an den Wänden – große bunte Schmetterlinge aus Metall, alte Musikinstrumente in verschiedenen Größen – und eine schlafende Frau mit strähnigen grauen Haaren, so dünn und schwach, dass ihr Herz jeden Augenblick versagen könnte, neben sich ein Familienmitglied, der

Gesichtsform nach zu urteilen ihre Schwester, die ihre Hände umklammert, als wollte sie die fast Tote so am Leben halten.

Das Abweichende: alles andere, aber vor allem die Tatsache, dass die Schwestern mitten im Zimmer auf Luftmatratzen liegen, und der Anblick der restlichen Gesellschaft, ein Mann mittleren Alters und eine etwas jüngere Frau, die vom roten Sofa aus zusehen. Beide sind nur noch Haut und Knochen, wie die Sterbende; ihre Wangen sind eingefallen, ihre Augen liegen tief in den Höhlen. Sie sind zwar nicht im Begriff zu sterben, aber wir können ihre Skelette schon durch die Haut schimmern sehen. Und an der Art, wie sie atmen, als hätten sie Angst, zu viel Sauerstoff auf einmal aufzunehmen, kann man sehen, dass sie zwar nicht tot sind, aber dass sie genauso wenig voller Überzeugung leben. Vielleicht sitzen sie deshalb bei verschlossenen Fenstern in der stickigen Hitze des vergangenen Sommertags, ohne das Licht angemacht zu haben, sodass nur der orange Strahl einer Straßenlaterne zwischen den Gardinen ins Zimmer fällt, schräg über die Luftmatratzen der zwei liegenden Frauen.

Die Luftmatratzen sind uns hier schon öfter aufgefallen. Normalerweise sind es vier, auf denen die Sterbende, ihre Schwester und die zwei anderen nebeneinander auf dem Boden schlafen. Ansonsten passiert meistens wenig. Sie sind keine Nachteulen, die Frau auf dem Sofa ausgenommen, die oft mit weit aufgerissenen Augen an die Decke starrt, während ihr Magen unter der Fleecedecke blubbernde und saugende Geräusche macht. Hin und wieder zieht sie eine Grimasse. Sie ballt die Hände zu Fäusten. Sie beißt sich in die Knöchel. Sie saugt an der Unterlippe. Manchmal schläft sie nach einigen Stunden doch noch ein, aber oft krabbelt sie geräuschlos unter ihrer

Decke hervor, um im Badezimmer etwas Wasser aus dem Hahn zu trinken, und das wiederholt sich ungefähr jede Stunde.

Sie erweckt den Anschein, Hunger zu haben, aber wir konnten sie noch nie bei einem nächtlichen Ausflug zum Kühlschrank ertappen, den so viele andere machen, die wegen der blubbernden Leere in ihrem Magen keinen Schlaf finden können. In den drei Jahren, in denen wir sie so erlebt haben, haben wir sie nur ein einziges Mal in der Küche gesehen. Zuerst war sie eine Zeitlang vor dem Entsafter stehen geblieben, den sie streichelte, als handle es sich um ein liebes, flauschiges Haustier, und danach hatte sie sich vor den Kühlschrank gekniet, die Stirn an die Tür gelehnt. Über eine Stunde saß sie dort, ohne sich zu bewegen. Dann legte sie die Hand auf den Griff. Wir sahen, wie sich die Muskeln und Sehnen ihrer Hand anspannten, während sie mit all ihrer Kraft zudrückte. Ihr Ellbogen bewegte sich ein kleines Stückchen empor, und sie ließ los. Sie stand auf. Wankte. Hielt sich an der Anrichte fest. Beugte sich runter, den Kopf zwischen den Knien. Richtete sich wieder auf, langsamer diesmal. Machte einen vorsichtigen Schritt. Ihr Blick irrte durch die farblose Dunkelheit und blieb an einem Apfel hängen, der in der Obstschale auf der Anrichte lag. Sie ging hin, aber nahm ihn sich nicht. Sie beugte sich vor, bis sie mit der Nase ganz dicht an dem Apfel war, und fixierte ihn weiter.

Wenn wir sprechen könnten, hätten wir ihr zugerufen: »Iss doch, Frau, iss. Niemand hält dich auf.« Aber sie aß nicht. Als es ihr gelungen war, sich vom Apfel zu lösen und ins Wohnzimmer zurück zu schleichen, traf sie dort die Älteste der vier, diejenige, die jetzt im Sterben liegt, wach an, mit weit aufgesperrten Augen. Erschrocken blieb sie stehen, gefangen im Blick der Mitbewohnerin, ein Blick, der nichts ausdrückte: kein

Verständnis, keine Missbilligung, keine Beruhigung. Nichts. Und auf die gleiche, ausdruckslose Art schlossen sich die Augen wieder. Unsere hungrige Freundin ließ ihre Schultern sacken, kam langsam in Bewegung und legte sich wieder auf ihre Luftmatratze, um auf das Tageslicht zu warten.

Als Nacht von Welt bringt uns nichts so schnell aus dem Konzept, aber wir finden es schon auffällig, dass Menschen in einem Land wie diesem freiwillig Hunger leiden, obwohl die Nahrung buchstäblich in Reichweite ist. Als wollten sie gegen den herrschenden Überfluss protestieren.

Und jetzt ist nach dem Hunger der Tod eingetroffen, nicht für unsere chronisch Schlaflose, sondern für ihre Mitbewohnerin.

»Sie ist fort«, sagt die Schwester, die sich, ohne die Hände der Toten loszulassen, auf der Luftmatratze aufgesetzt hat. »Ich habe den Übergang gespürt. Sehr fließend war das. Wie schön. Wie besonders. Findet ihr nicht auch?«

Mit forschendem Blick sieht sie die anderen beiden an, die jetzt noch vorsichtiger atmen als zuvor. »Habt ihr das gesehen? Habt ihr gesehen, wie ruhig sie wurde, als ich ihre Hände genommen habe? Endlich konnte sie sich hingeben. Hat sie sich hingegeben. Schön, oder? Dass es so abgelaufen ist. Dass wir nicht versucht haben, sie aufzuhalten? Oder? Petrus? Muriel?«

Petrus und Muriel rühren sich nicht. Ihre Gesichtsausdrücke sind unverwandt, während ihre Augen sich in alle Richtungen bewegen, nach etwas suchend, das im Halbdunkel nicht zu finden ist. Schließlich sagt Muriel: »Schön, ja.«

»Und du, Petrus? Wie fühlt sich das für dich an? Möchtest du etwas teilen?«

Petrus schließt die Augen und schüttelt den Kopf, als würde

er von einem Insekt geplagt, nach dem er sich nicht zu schlagen traut. Auf seiner Stirn glänzt Schweiß.

»Macht nichts«, sagt die Schwester. »Es ist auch nicht einfach, sich in solch einem intensiven Moment voll und ganz seinen Gefühlen zu stellen. Das ist nicht einfach, das verstehe ich nur zu gut.«

Ohne etwas zu sagen, steht Petrus auf, öffnet die Hintertür und geht in den Garten.

»Okay, Petrus«, sagt die Schwester, und zu Muriel: »Ist schon okay. Er befindet sich gerade im Widerstand. Macht nichts. Das wird gleich wieder. Elisabeth ist jetzt am wichtigsten. Kannst du mir das Telefon geben? Und die Nummer vom Hausarzt? Ich glaube, es ist besser, wenn ich jetzt bei ihr bleibe. Ich glaube, das braucht sie jetzt.«

Muriel steht auf, geht zu einem Rucksack in der Ecke des Zimmers, nimmt ein Handy heraus und gibt es der Schwester. »Die Nummer muss ich eben raussuchen.« Sie setzt sich an den Tisch und klappt den Laptop auf.

»Das ist lieb von dir, Muriel«, sagt die Schwester. »Wirklich lieb. Wie schön, dass wir beieinander sind. Dass wir alle zusammen bei Elisabeth waren. Das hat sie bestimmt gespürt. Das spürt sie. Ich spüre nämlich deutlich, dass sie noch im Zimmer ist. Du nicht?«

»Was hast du gesagt?«, fragt Muriel mit schwacher Stimme.

»Dass sie noch bei uns ist. Elisabeth. Ich spüre ihre Anwesenheit noch sehr deutlich. Aber ich bin natürlich auch ihre Schwester.«

Muriel schließt die Augen und runzelt die Stirn. Dann reißt sie die Augen wieder auf. Das blauweiße Licht des Laptops lässt ihr Gesicht noch gespenstischer erscheinen, als es sowieso schon ist. »Ja«, sagt sie, »ja, ich spüre sie auch, ja.« Sie nickt kurz in Elisabeths Richtung und konzentriert sich dann wieder auf den Bildschirm. »Abends und nachts muss man den hausärztlichen Notfalldienst anrufen, steht hier.« Und sie nennt die Nummer, die die Schwester daraufhin ins Handy tippt.

»Ja, hallo. Melodie van Hellingen hier. Ich rufe wegen meiner Schwester an.«

Ab jetzt beschleunigen wir etwas, analog zu der Erfahrung, die jeder gemacht hat, der schon mal eine ganze Nacht lang wach war: Die Zeit vergeht erst langsam, doch dann ist plötzlich der Morgen da.

Es entspinnt sich eine Diskussion zwischen Melodie und der Rezeptionistin des Notfalldiensts, denn die Rezeptionistin sagt, sie werde den stellvertretenden Arzt schicken, doch Melodie ist es wichtig, dass ihr eigener Hausarzt sich die Tote ansieht, weil sie doch ein spezieller Fall sei, ihre Schwester, in Bezug auf ihre gesundheitliche Vergangenheit, aber auch wegen des emotionalen Bandes, und wenn ihr eigener Hausarzt wirklich nicht kommen könne, sei es sehr wichtig, dass sich der stellvertretende Arzt die Patientenakte genau durchlese, und auf der anderen Seite der Leitung sehen wir die Rezeptionistin mit den Augen rollen, wonach sie Melodie in besonders freundlichem Tonfall fragt, ob sie kurz schildern könne, wie ihre Schwester genau gestorben sei, und Melodie erzählt, dass alles sehr schön gewesen sei, weil Elisabeth sich endlich hingeben konnte, denn das Leben sei für sie immer ein Kampf gewesen, und während die Rezeptionistin »hm, hm« und »ja« sagt, wirft sie einen Blick auf das Geburtsdatum der Patientin und tippt etwas von einer undurchsichtigen Geschichte ein und »möglicher Suizid?«, und dann sagt sie zu Melodie, dass sie leider wirklich einen Stellvertreter schicken müsse, der keinen Zugang zu der Akte habe, aber dass sie auf seine Professionalität zählen könne, und insgesamt findet Melodie, dass das ein ganz schön herzloses Vorgehen ist, ein unpersönliches System, das Regeln über Menschen stellt, aber die Rezeptionistin hat keine Zeit dafür, Melodie ausreden zu lassen, das Telefon blinkt und zeigt weitere Anrufe an, also sagt sie freundlich, aber bestimmt auf Wiedersehen, unterbricht die Verbindung und vervollständigt ihre Notizen für den Arzt, der Elisabeth van Hellingens Körper begutachten soll.

Sie habe ein ungutes Gefühl, was das Telefonat angehe, sagt Melodie zu Muriel und Petrus, der wieder ins Zimmer gekommen ist, sie finde es nicht schön, so nüchtern behandelt zu werden, vor allem nach solch einem besonderen, intimen, aber doch auch traurigen Erlebnis, und das sagt sie, ohne zu wissen, wie unschön man bald wirklich mit ihr verfahren wird, denn das System kennt Regeln und Verfahren, von denen der durchschnittliche, systemkritische Bürger keine Ahnung hat, und der stellvertretende Hausarzt, der inzwischen geklingelt hat und reingekommen ist, um die Tote zu untersuchen, befolgt das gesetzlich festgelegte Verfahren sorgfältig und wenig empathisch, wie Melodie bemängelt, weil er darauf besteht, dass sie das Licht anmacht und dass alle Mitbewohner das Wohnzimmer verlassen, damit er in Ruhe den Körper untersuchen kann, trotz der Tatsache, dass Melodie ihn darauf hinweist, dass sowohl das grelle Licht als auch die Abwesenheit ihrer Mitbewohner nicht gut für Elisabeth seien, und dann unterbricht er sie auch noch, als sie versucht, seine Fragen zu beantworten; er will nichts wissen über ihre Jugend und Elisabeths schlechte Konstitution und die kranke Mutter, mit der sie kurz zuvor noch einen schönen Moment der Verbundenheit erlebt haben, er ist nur an der Diät interessiert, und wann Elisabeth zum letzten Mal etwas gegessen und getrunken hat und ob sie vielleicht manchmal bewusstseinserweiternde Mittel eingenommen hat, und zum Schluss teilt er ihnen mit, dass er leider daran zweifle, dass es sich hier um einen natürlichen Tod handle, und es mache keinen Unterschied, wie oft Melodie – durch das Genicke der beiden Mitbewohner unterstützt, die ihre Plätze auf dem roten Sofa wieder eingenommen haben – wiederhole, alles sei vollkommen natürlich abgelaufen, weil er sich auf seine eigene Wahrnehmung verlassen müsse, und was er wahrnehme, sei eine unschöne, beklemmende Atmosphäre und ein ernstzunehmender Grad an Untergewicht, sowohl bei der Toten als auch bei den Mitbewohnern, weshalb er zu viele Fragen zum Ableben von Frau van Hellingen habe, die vielleicht nicht mehr die Jüngste gewesen sei, aber längst nicht alt genug, um einfach so zu sterben, und sie könnten laut werden und sich auf den Kopf stellen, aber wenn er irgendeinen Zweifel habe, sei er gesetzlich dazu verpflichtet, umgehend die Gerichtsmedizin zu informieren, die wiederum die Polizei alarmiere, und ohne den weiteren Einwänden Gehör zu schenken, geht er in den Garten, um die Gerichtsmedizin anzurufen, was ihm, genau wie der Rezeptionistin zuvor, bei der Rückkehr ins Wohnzimmer Vorwürfe der Herzlosigkeit einbringt.

Zu Unrecht, finden wir; zwar hat der Stellvertreter mitten auf der Stirn eine tiefe Falte, aber nicht, weil er kalt- oder hartherzig ist, sondern gerade weil er die Dinge ernst nimmt, und deshalb würden wir lieber das Wort »unbeirrt« verwenden, um die Art zu beschreiben, wie er Melodies Proteste von sich abprallen und sich auf das Sofa fallen lässt, um zusammen mit den drei Überlebenden, zwei wie gelähmt und eine extrem empört, auf die Ankunft der Polizei zu warten, damit diese den Fall übernehmen kann, und während er sich auf den Weg zum nächsten Patienten macht, und der Vorfall in seinem Kopf die Form einer erwähnenswerten Angelegenheit für das Notdienstmittagessen nächste Woche anzunehmen beginnt, bleiben die an Ort und Stelle geschickte Kriminalbeamtin und ihre beiden Kollegen in Blau zurück, um alles im Blick zu behalten, bis der Gerichtsmediziner kommt, was leider ganz schön lange dauert – anscheinend gab es in den letzten Stunden mehrere verdächtige Todesfälle –, und erst als der Gerichtsmediziner endlich angekommen ist, um eine zweite Untersuchung durchzuführen, und die ganze Gesellschaft wieder unter Melodies Protest das Zimmer verlassen hat, kann die Kommissarin zusammen mit dem Gerichtsmediziner und der stellvertretenden Staatsanwältin überprüfen, ob eine strafrechtliche Untersuchung eingeleitet werden muss, wofür ihre zwei Kollegen oben bleiben, um Melodie zuzuhören und ihr die Gelegenheit zu geben, kurz, aber wirklich kurz, ihren Vater anzurufen, um ihm die Situation zu schildern, während die Kommissarin nach einer Befragung der drei Überlebenden nach unten geht, um die nötigen Telefonate zu erledigen und sich mit der stellvertretenden Staatsanwältin zu beratschlagen, ob die Mitbewohner festgenommen werden sollten, und falls ja, aufgrund welchen Artikels, und sobald sie sich einig geworden sind, geht sie mit einem kühlen, um nicht zu sagen herzlosen Blick zurück nach oben, um die Bewohner aufgrund des Verdachts der fahrlässigen Tötung festzunehmen und sie über ihre Rechte zu belehren, und dann folgt eine Phase der Erschütterung, während sie auf den dritten Polizisten warten, und nachdem der angekommen ist, um die dritte verdächtige Person mitnehmen zu können, werden Muriel, Petrus und Melodie jeder in einem anderen Auto zur Polizeiwache gefahren, während die Kommissarin und der Gerichtsmediziner am Tatort zurückbleiben, und wir würden gerne noch etwas länger bei den drei Häftlingen bleiben, vor allem bei Muriel, die trotz des Gefühlschaos immer noch einen schrecklichen Hunger zu haben scheint, aber bevor alles weitergeht, ziehen wir uns wieder langsam, wegen der unerbittlichen Erdrotation, hinter den westlichen Horizont zurück, wo schon andere interessante Tote und Schlaflose auf uns warten.

2

Wir sind der Tatort. Vor nicht allzu langer Zeit waren wir ein gewöhnliches Haus, wir unterschieden uns kaum von den anderen Häusern im Viertel, auch wenn wir ein paar merkwürdige Bewohner und ein leicht abweichendes Aussehen hatten. Aber seit in uns jemand gestorben und die Polizei angerückt ist, heißen wir Tatort.

»Schickst du noch jemanden zur Bewachung des Tatorts?«, sprach die Frau von der Polizei ins Telefon, nachdem unsere Bewohner, drei lebend und einer tot, mitgenommen worden waren. Eine Viertelstunde später hielt erneut ein Polizeiauto vor unserer Tür, und seit heute Morgen wuseln hier allerlei Menschen herum, die über nichts anderes reden als über uns: Tatort dies und Tatort das, und kommst du zum Tatort, und ich bin schon am Tatort.

Eine zweifelhafte Ehre, dieser neue Name. Die Menschen, die hier hereinspazieren, kann man beim besten Willen nicht bescheiden nennen. Ohne die Bewohner um ihre Erlaubnis zu bitten, betasten sie unsere Oberflächen mit gummibehandschuhten Händen und Wattestäbchen, kramen in unseren Schränken und stecken Gegenstände, die uns gehören, in durchsichtige Plastikbeutel. Schmeichelhaft, diese ganze Aufmerksamkeit, auf der einen Seite jedenfalls, auf der anderen Seite fühlt es sich allerdings ein bisschen invasiv an. Auch, dass sie unsere Eingangstür einfach offen lassen, zwar mit einem rot-weißen Flatterband davor, aber trotzdem. All die Luft, die einfach so herein- und hinausströmt. Zugegeben, unser Raumklima ist oft etwas drückend und schwül, aber wir haben uns daran gewöhnt.

Niemand weiß, wie ein Haus ohne Menschen von innen aussieht, aber diese Leute kommen der Wahrheit ziemlich nahe. Sie sind in uns, aber sie sind auch außerhalb von uns. Sie laufen durch die erstarrte Version von uns, die entstand, als einer unserer Bewohner aufhörte zu leben und die anderen drei mitgenommen wurden.

Sie passen nicht hierher, diese Menschen. Sie sind zu groß, zu breit, zu laut. Unsere Treppenstufen sind so stampfende, schwere Körper gar nicht mehr gewohnt. Weder das Gewicht noch das Geräusch. Sie könnten ruhig etwas vorsichtiger mit uns umgehen, wenn man bedenkt, dass wir der Ort sind, an dem die Antwort liegt. Das behauptet jedenfalls er, der Mann mit dem Schnurrbart und dem Bauch – was für ein Bauch, so einen Bauch haben wir seit Jahren nicht mehr gesehen –, der in seiner normalen Kleidung vor unserer offenen Eingangstür steht, zusammen mit einer barsch dreinblickenden Frau, während drinnen uniformierte Menschen mit Gummihandschuhen und Plastikbeuteln ihrer Arbeit nachgehen. »Die Antwort liegt am Tatort, sage ich immer. Aber wenn ich meiner Spürnase traue, dann glaube ich nicht, dass wir hier wirklich einen Fall haben. Wenn ich die Stimmung hier so aufsauge.«

Er schnuppert, während er unsere Fassade von oben bis unten in sich aufnimmt – sofort schämen wir uns für die Farben unserer Tür- und Fensterrahmen: Orange, Gelb, Lila und Grün. Keine Farben, die wir selbst ausgewählt hätten, aber uns fragt ja niemand, wenn es um unser Aussehen oder unsere Einrichtung geht. Eine Zeitlang begutachten er und die Frau die fünf roten Schilder neben der Tür. Auf dem obersten steht in orangen Buchstaben WOHNGRUPPE KLANG & LIEBE, darunter ist eine Notenlinie mit ein paar Noten abgebildet. Unter dem Schild vier einzelne Schilder mit den Namen unserer Bewohner, auch in orangen Buchstaben. MELODIE VAN HELLINGEN. ELISABETH VAN HELLINGEN. PETRUS ZWARTS. MURIEL DE VREE. Die Namen wurden nach dem Alter aufgehängt, bis auf Melodie, die hängt oben, obwohl sie jünger als Elisabeth ist.

Die Frau schreibt etwas auf ihren Notizblock. »Klang und Liebe«, sagt sie. »Eine tolle Liebe ist das, wenn man die eigene Schwester verhungern lässt.«

»Na, na«, antwortet der Mann, »so kenne ich dich gar nicht, Lies. Wir urteilen nicht, wir ermitteln.«

Er hält das rot-weiße Flatterband für sie hoch, damit sie drunter hergehen kann, und folgt ihr in den Flur. Ein Mann mit Plastikbeuteln, der die Treppe runterkommt, nickt ihnen zu und geht ins Wohnzimmer.

»Schauen wir uns erst mal in Ruhe um«, sagt Lies.

Sie fangen mit der Haustür an. Die kleinen Gardinen, der tropfenförmige Glasgegenstand, der an einer Angelschnur vor dem Fenster hängt, das Windspiel, mit Klebeband an der Seite der Deckenlampe befestigt, sodass die Stäbe sanft läuten, wenn jemand die Haustür öffnet oder schließt. Die hellgelben Wände des Flurs. Wir erinnern uns noch daran, wie Melodie und Petrus unsere Wände mit dieser Farbe strichen.

»Die Farbe der Sonne«, sagte sie. »Das gibt uns Energie.«

Im Badezimmer hat jede Wand eine andere Farbe, und die

Decke hat auch einen eigenen Farbton, jeder durfte eine Farbe aussuchen. Ein Geburtstagskalender mit Buntstiftzeichnungen von Engeln hängt an der Innenseite der Tür. Diesen Monat hat niemand Geburtstag. Auch im restlichen Kalender stehen nur wenige Namen, insgesamt vielleicht zehn, alle in Melodies Handschrift, die gesagt hatte: »Ich finde es schön, wenn wir zusammen überlegen, wen wir in den Kalender eintragen wollen. Denn wenn man den Namen im Badezimmer liest, spürt man doch etwas von der Energie der Person.«

Der Mann und Lies dringen tiefer in uns ein. Sie lesen uns, sie lauschen. Hätten wir Arme, würden wir sie schützend vor unsere Zimmer halten, um unsere intimsten Bereiche vor ihren fremden Augen und Händen zu verbergen. Im Wohnzimmer inspizieren sie die Schmetterlinge an der Wand. Er zupft mit seinen dicken Fingern an den Saiten der Instrumente, die in zwei Viererreihen an den Wänden hängen. Vier Viole da Gamba, vier Lauten. Zwei Luftmatratzen liegen noch mitten im Raum auf dem Boden, zwei weitere stehen aufrecht zwischen zwei hohen Regalen.

»So schlafen die hier also«, sagt der dicke Mann. Er hockt sich neben eine der Luftmatratzen und drückt drauf; sie federt leicht mit. »Spartanisch. Ich frage mich, ob sie auch immer um halb fünf aufstehen.«

Aber das machen sie nicht, das können wir bezeugen. In diesem Haus regiert das Tageslicht. Wenn es morgens durch die Gardinen ins Zimmer scheint, machen die Bewohner einer nach dem anderen die Augen auf und kommen schweigend in Bewegung. Sie falten ihre Laken und die blauen Fleecedecken zusammen und stellen ihre Luftmatratzen zwischen die Regale.

»Möchte jemand Saft?«, fragt Muriel meistens, aber Melodie findet es besser, damit noch etwas zu warten, um sich erst aufeinander abzustimmen. Sie nehmen ihre Meditationskissen vom Stapel neben dem Sofa, legen sie im Kreis auf den Boden, setzen sich im Schneidersitz hin und schließen die Augen. Melodie sagt, dass sie sich alle auf ihre Atmung konzentrieren sollen, wobei sie sich bei jedem Ausatmen weiter entspannen, und dann darf derjenige, der einen Impuls spürt, anfangen, ein Geräusch zu machen, und Melodie ist immer diejenige, die den Impuls als Erste spürt. Wenn sie angefangen hat, setzen die anderen ein, jeder in einer anderen Tonlage, und dann wirkt es so, als würden sie versuchen, eine Art Harmonie hinzubekommen. Manchmal sagt Melodie »stopp«. Dann müssen sie besser zuhören, sich besser aufeinander abstimmen. Wenn Melodie zufrieden ist, ergreift sie die Hand eines Mitbewohners, und derjenige macht das Gleiche, bis sie einander alle festhalten, und dann sehen wir, wie sie unbehaglich hin und her rutschen und ihre Stirn runzeln, und das Geräusch schwillt weiter an, und manchmal öffnen sie ihre Augen einen Spalt und schielen sich verstohlen an, und nach ein paar Minuten klingt das Geräusch allmählich wieder ab. Es klingt nicht grässlich, aber es klingt auch nicht besonders schön. Als Musik kann man das jedenfalls nicht bezeichnen. Klang ist ein besseres Wort, deshalb wahrscheinlich auch das Schild WOHNGRUPPE KLANG & LIEBE.

Melodie hat eine Engelsgeduld. Das glaubt sie jedenfalls selbst. »Es verlangt einem einiges ab, mit all euren Emotionen konfrontiert zu werden«, sagt sie zu den anderen, wenn die weinen müssen oder wütend werden oder keine Lust haben zu reden. »Manchmal habe ich das Gefühl, ich weiß besser, was in euch vorgeht, als ihr selbst. Das ist eine ganz schön große Verantwortung, das versteht ihr doch.« Und dann fangen ihre Augen an zu tränen, aber meistens weint sie nicht wirklich.

»Wollt ihr die hier zuerst überprüfen? Dann können wir danach mit dem Inhalt weitermachen«, sagt Lies zu dem Mann, der jetzt mit den Gegenständen im Wohnzimmer beschäftigt ist, und sie nickt in Richtung der beiden Laptops. Wir schlucken. Zwei unserer intimsten Informationsträger, einfach vom Tisch genommen und in Beutel gesteckt. Sie haben viel Zeit an diesen Laptops verbracht. Man sieht ihren Schweiß noch an den Tasten kleben. Als die anderen drei gerade bei Melodie eingezogen waren, gab es nur einen, der ausschließlich von Melodie benutzt wurde, aber nach einiger Zeit forderte Petrus eigene Computerzeit ein, und dann wollte Muriel auch. Ein zweiter Laptop kam hinzu, und es tauchte ein rosa Blatt Papier an der Pinnwand über dem Esstisch auf, das dort immer noch hängt. Lies fotografiert es.

WER BENUTZT DIE LAPTOPS?		
	GROSSER LAPTOP	KLEINER LAPTOP
10–12 Uhr	Melodie	Petrus
14–16 Uhr	Muriel	Melodie
16–18 Uhr	Melodie	Petrus
20–21 Uhr	Petrus	Muriel

Melodie benötigte am meisten Zeit, weil sie die Texte für die Website und den Newsletter schrieb, und dann hatte sie auch noch einen Blog, auf dem sie persönliche Dinge teilte.

»›Melodie erzählt‹, ist das ein guter Name für einen Blog?«, hatte sie die anderen gefragt, und die anderen bejahten das.

»Das Opfer steht nicht drauf«, sagt Lies, »auf dem Laptopzeitplan«.

»Vielleicht hatte sie mit Computern nichts am Hut? Oder sie war schwachsinnig?«

»Nein, davon steht nichts in den Zeugenaussagen.«

Aber wenn man hörte, wie Melodie mit Elisabeth sprach, hätte man das schon manchmal denken können. Sie hat fast keine Spuren in uns hinterlassen, nur ein paar Buntstiftzeichnungen.

»Schau mal, Elisabeth«, sagte Melodie, während sie ihr zwei Notenblätter über den Tisch zuschob, eines mit eingetragenen Noten, das andere leer. Hättest du vielleicht Lust, diese Musiknoten mit Buntstiften zu übertragen?«

Und wenn Elisabeth nicht antwortete: »Mach das mal. Das wird dir guttun.« Woraufhin Elisabeth die Buntstifte und die Notenblätter nahm und zu malen anfing, den Kopf über das Papier gebeugt, die Zungenspitze zwischen den Lippen.

Würde uns jemand fragen, wie ihre Stimme eigentlich klang, die Stimme von Elisabeth, dann müssten wir sagen, dass wir das nicht mehr wissen. Sie hat dermaßen selten gesprochen, dass sie die anderen damit manchmal in den Wahnsinn trieb. Und wenn sie dann doch versuchte, etwas zu sagen, wurde sie mitten im Satz unterbrochen.

»Ich danke der Sonne für ihre unendliche Energie«, liest Lies von einem mit Buntstift beschriebenen Zettel an der Pinnwand vor. »Die Welt ist ein Ort des Überflusses. Liebe ist mein Geburtsrecht. Es ist genug für alle da.« Sie schnaubt. »Außer Essen. Hast du schon einen Blick in den Kühlschrank geworfen, Ton?«

Der Mann mit dem Bauch, der anscheinend Ton heißt, ist inzwischen vom Tisch aufgestanden und geht durch die Küche.

»Hier gibt's nicht viel zu sehen«, ruft er, während Lies am Esstisch den Stapel Zeitungen und Zeitschriften durchgeht. *Anders wohnen, anders leben*; *Monatsblatt »Eingeimpft«*; *Happinez*; *Genug – Zeitschrift für Konsumverminderer*. Sie rückt den Stapel gerade und folgt Ton.

»Immerhin ein Entsafter. Und genügend Staudensellerie für einen wunderbar nahrhaften Gemüsesaft«, merkt sie an, während sie über seine Schulter hinweg den Kühlschrankinhalt inspiziert. »Unglaublich. Das macht mich so wütend.«

»Ja, davon kann man nicht wirklich leben, oder?«, sagt Ton.

»Man kann ziemlich lange mit ein paar Selleriestangen pro Tag überleben«, antwortet Lies. »Glaub mir.«

»Schräge Typen, oder? Echt schräg«, sagt Ton. »Allerdings frage ich mich wirklich, ob wir hieraus einen Fall machen können. Wenn ich mir das Briefing so ansehe, klingt das alles sehr dürftig.«

»Herrgott noch mal, Ton. Die Frau ist tot, okay. Dass hier keine Pistole rumliegt, bedeutet nicht, dass nichts passiert ist, das solltest du ja wohl wissen. Du mit deinem ›wir urteilen nicht‹. Nur weil die Staatsanwaltschaft eine Frau geschickt hat und die beim letzten Fall nicht deiner Meinung war. Du bist einfach nur eingeschnappt.«

Ton hebt die Hände in die Luft, als würde er in der Schusslinie stehen. »Hey, hey, hey, Liesbeth. Was sind das denn für Töne? Ich bin mir nur nicht sicher, ob wir es hier mit einer Straftat zu tun haben. Das ist alles wirklich tragisch, aber das scheint mir doch eher ein Fall für die Fürsorge zu sein.« Er dreht sich um und schaut sie an. »Sollen wir uns noch schnell oben umsehen? Oder brauchst du erst eine Zigarette, um ein bisschen runterzukommen?«

»Nein, danke«, sagt Lies. Sie dreht sich um und geht in den Flur voraus. Die Treppenstufen ächzen und knarzen unter ihren Füßen.

»Hui. Ganz schön warm hier oben«, sagt Ton. »Die hätten ruhig mal ein Fenster aufmachen können.«

Unser Obergeschoss ist groß genug für eine Familie mit zwei bis vier Kindern, aber es steht dort nur ein Einzelbett, das mit Notenstapeln übersät ist. Ansonsten viele Bücherregale, ein Wäscheständer mit getrockneter Wäsche, ein Schrank mit Fotoalben. In einem der Zimmer steht Melodies Cello. Das vermissen wir hin und wieder. Das war richtige Musik, was sie da mit dem Cello gemacht hat, früher. Sie konnte wunderschön spielen, vor allem, wenn sie traurig war. Aber Ton und Lies interessieren sich mehr für unsere jüngste Vergangenheit. Sie kontrollieren das Badezimmer, werfen einen Blick in den Pedaleimer. Wir können jetzt schon verraten, dass sie in uns keine Anzeichen von sexueller Aktivität oder Drogenkonsum finden werden. Keine Verhütungsmittel, keine regulären Medikamente, nicht mal Paracetamol. Dafür ein Schränkchen voller homöopathischer Mittel, umweltfreundliche Körperpflegeprodukte und Bachblütentropfen.

Lies hält bei einem gelben Zettel inne, der hinter der Ecke des Spiegels klemmt.

Wir sind Licht
Wir sind Liebe
Wir sind Klänge überall
Wir sind Zellen voller Leben
Wir sind nichts
Wir sind das All

Da drunter ein anderer Zettel: *gemeinsam = nicht einsam!*

Letzteres sagt Melodie immer, wenn sie vor dem Spiegel steht; sie sieht sich an und formt die Worte mit ihrem Mund, ohne einen Laut von sich zu geben.

Wir denken oft über das Wort »einsam« nach. Als Reihenhaus wissen wir nur, dass wir auf beiden Seiten eine Wand mit einem anderen Haus teilen. Wir sind sozusagen immer zu dritt, auch wenn wir nie herausfinden werden, was in den anderen Häusern vor sich geht. Aber das ist auch nicht nötig. Eine Wand mit zwei anderen zu teilen, zu wissen, dass wir nicht ganz allein in der Welt stehen müssen, wie eine freistehende Villa oder ein Bauernhof, das reicht uns voll und ganz.

Aber ein Mensch scheint etwas komplizierter gestrickt zu sein, wenn es um Einsamkeit geht. Der Grad der Einsamkeit wird nicht nur durch die Quantität an Gesellschaft oder den physischen Abstand vom einen zum anderen Menschen bestimmt. Davon kann so manch eine Pflegeeinrichtung ein Lied singen, wenn wir Melodies Geschichten Glauben schenken. Bei unseren Bewohnern ist es so: Seit die anderen drei bei Melodie eingezogen sind, seit sie zu viert hier wohnen, scheint sich die Einsamkeit zwischen unseren vier Wänden vervierfacht zu haben. Wenn Melodie früher allein monotone Melodien summte, machen sie das jetzt vierstimmig. Wenn sie sich früher selbst über den beklagenswerten Zustand der Gesellschaft volljammerte oder ins Telefon schluchzte, sprechen sie jetzt zusammen darüber. Wenn sie früher bei dem Versuch, sich selbst zu mögen, in den Spiegel lächelte, machen sie das jetzt nacheinander und mit ihrer Kamera. Und auch wenn sie oft genug laut aussprechen, wie nett sie sich gegenseitig finden, und obwohl sie jede Woche feste Zeiten dafür haben, sich zu erzählen, warum sie miteinander so glücklich sind, können sogar wir, ein einfaches Achtzigerjahrehaus, von ihren Gesichtern ablesen, dass mehr als die Hälfte von dem, was sie sagen, gelogen ist. Und jeden Tag legt sich jemand auf das Sofa und weint, oder tritt seinen Fuß an der Hauswand kaputt.

Wir sind der Tatort. Aber von welcher Tat ist denn überhaupt die Rede, könnte man sich fragen. Die Polizei sucht nach Anzeichen von Verwahrlosung, einer erzwungenen Hungerkur, von Fahrlässigkeit. Uns schwebt eine andere Tat vor. Wir haben die Bewohner von Klang und Liebe im Verdacht, sich gegenseitig in einen Käfig der Einsamkeit gesperrt zu haben. Und Elisabeth hat sich selbst befreit.

3

Wir sind das tägliche Brot. Das gewöhnlichste Brot, das es gibt, feines Vollkornbrot, nach industriellen Maßstäben gebacken, maschinell geschnitten und scheibenweise in Plastik verpackt, um in den Einrichtungen verteilt zu werden, die die Welt vor Schwäche, Krankheit und Aggression beschützen: im Altenheim, Krankenhaus, Gefängnis. Und so sind wir auf dem Essenswagen des Gefängniswärters gelandet, der das Frühstück im Zellenkomplex einer Polizeiwache austeilt, und danach auf einem kleinen Tisch in Muriels Zelle. Sie ist so ziemlich die Letzte, mit der wir hier gerechnet hätten. So ein liebes, braves Kind, schon immer gewesen. Vor Jahren hat sie uns abgeschworen, aber als der Gefängniswärter vorhin hereinkam, um sie zu fragen, ob sie Weißbrot oder Vollkornbrot haben wolle, hatte sie ohne nachzudenken »Vollkornbrot« gesagt, woraufhin er ein schönes Exemplar auf den Tisch gelegt hat, und jetzt starrt sie uns verzweifelt vom Bett aus an, während der Gefängniswärter von ihr wissen will, ob sie lieber Zartbitterschokostreusel oder Vollmilchschokostreusel wolle.

»Ich gebe Ihnen auf jeden Fall noch mehr Wasser. Meistens klappt es, die Zelle kühl zu halten, aber bei den Temperaturen bekommen wir die Hitze hier nicht mehr raus.«

Stückweise verpackt. Und von vielen kritisch beäugt, nicht nur von Muriel. Brot gerät immer mehr ins Abseits. Wir, das

Brot, um das gottesfürchtige Christen seit Jahrhunderten täglich bitten, verlieren überall an Boden. Wir haben den Menschen groß gemacht, buchstäblich, und jetzt schiebt uns der Mensch wie eine überholte Wahrheit zur Seite. Wir beinhalten angeblich zu viel Gluten, schlechte Kohlenhydrate, was auch immer das sein mag. Wir beschädigen angeblich Darmwände und verursachen Energiehöhen und -tiefen. Da zeigt sich wieder, wie schnell der Mensch vergisst. Es ist noch gar nicht lange her, da haben wir den Unterschied gemacht. Menschen sind verhungert, wenn es von uns nicht genug gab, und wurden aufständisch. Soziale Aktivisten ließen Brotfabriken errichten, um uns für die Armen zugänglich und bezahlbar zu machen.

Alles vergessen. Und der Respekt, der uns entgegengebracht wurde: nur noch Schall und Rauch. Ungesund nennt man uns jetzt, und unnatürlich. Lieblos, nur weil wir in einer Fabrik hergestellt werden. Als könnten am Fließband stehende Menschen mit weißen Haarnetzen keine Liebe in ihre Arbeit stecken. Als würden unsere Inhaltsstoffe nicht genauso von Pflanzen stammen, die aus der Erde wachsen. Als wären die Parameter unseres Produktionsprozesses nicht mit unendlich viel Geduld und Sorgfalt ausgeklügelt und angepasst worden, um Geschmack, Struktur und Haltbarkeit zu perfektionieren. Als hätten uns nicht dutzende Leute in Geschmackspanels vorgekostet, und noch mal getestet, und noch mal, bis sie einstimmig zu dem Beschluss gekommen sind, dass wir genau so am besten schmecken. Und als würden die Maschinen, die uns produzieren, das nicht mit einer Präzision machen, die weit über das menschliche Wahrnehmungsvermögen hinausgeht. Kurzum: als könnten wir nicht das Ergebnis der aufrichtigen Liebe und Leidenschaft von Mensch und Maschine sein, die uns geschaffen haben.

Und wir wissen nicht, ob es Ihnen aufgefallen ist, aber zufälligerweise kommen oft ausgerechnet die Menschen, deren Glaube in die universelle Kraft der Liebe bloß ein Lippenbekenntnis ist, anschließend mit einer endlosen Liste von Dingen an, die keine Liebe sind, die falsch sind und verkehrt, so wie wir, unschuldiges Brot aus einer unschuldigen Fabrik. Wenn Sie uns fragen, entfernt sich eine Gesellschaft, die ihr eigenes tägliches Brot nicht mehr ehrt, immer weiter von der Realität.

Gott sei Dank hat diese besorgniserregende Entwicklung die ordnungsschaffenden Einrichtungen der Gesellschaft noch nicht erreicht, und dank dieser Tatsache werden wir heute mit Muriel wiedervereinigt.

Das Wiedersehen verläuft holprig. Der Gefängniswärter, anscheinend selbst ein gesunder Konsument von Getreideprodukten, wartet immer noch auf Muriels Antwort auf die Frage, welche Schokostreusel sie will, aber Muriel rechnet noch. Wir sehen, wie ihre Augen wild hin und her zucken, während sie addiert, subtrahiert und multipliziert. Schon als Kind hatte sie diesen Drang, zu zählen und zu rechnen. Als sie die Zahlen bis Zwanzig gelernt hatte, zählte sie oft laut alle Sonnenblumenkerne auf der Kruste ihres Butterbrots, oder alle Schokostreusel, die auf den Teller gefallen waren. Das mit den Schokostreuseln muss bei ihrer Oma gewesen sein, denn bei ihren Eltern gab es nie süßen Brotbelag, da waren sie sehr streng. Und das ist uns später zum Verhängnis geworden, denn oft ist es der streng erzogene Schlag, der sich eines Tages dazu entschließt, uns abzuschwören.

Aber heute wird Muriels interne Rechenaufgabe zugunsten der Schokostreusel ausgelegt.

»Zartbitter bitte«, sagt sie.

»Und Tee oder Kaffee?«

»Tee.«

»Mit Zucker?«

»Ja gerne«, sagt Muriel, »oder … nein, doch, gerne.«

Der Gefängniswärter stellt die Objekte ihrer Begierde neben uns auf den Tisch, und sie setzt sich auf den Boden dazu, um alles zu ordnen, wir ganz nach links, rechts neben uns die Schokostreusel, daneben parallel das Zuckertütchen, ganz rechts der Becher mit Tee, und genau dahinter die zwei Becher Wasser.

Was der Gefängniswärter noch zu ihr sagt, dass sie bald mit ihrem Anwalt sprechen können wird, aber leider nicht mit ihren Mitbewohnern, und dass sie duschen kann, wenn sie möchte, hört sie schon nicht mehr. Ihre ganze Aufmerksamkeit wird von der Auslage vor ihr vereinnahmt, vor allem von uns.

Was wird sie wohl probieren? Glaubt sie wirklich, sie könne uns noch widerstehen, jetzt, da wir ihr so nahe sind? Unsere Muri, unsere Einweicherin, wie ihre Mutter immer zu sagen pflegte, halb liebevoll, halb verurteilend, weil Muriel es mochte, zu jedem Bissen einen Schluck Milch zu trinken, damit wir von Milch durchtränkt durch ihre Speiseröhre glitten. Sie war eine echte Brotesserin. Sie hat es so sehr genossen, uns zu konsumieren – und in was für Mengen! Drei zum Frühstück, vier in der Schule, und mittags vorm Schwimmtraining noch zwei, die letzten beiden mit Käse überbacken. Wie sie uns in ihrem Mund mit ihrer Zunge wenden konnte. Was für ein Genuss.

Und später, als sie gelesen hatte, man solle jeden Bissen sechsunddreißigmal kauen, bevor man schluckt, wurden wir zu Mus verarbeitet. Das hat sie eineinhalb Jahre durchgezogen, bis sie einen Freund hatte, der sie eiskalt auslachte, als sie es ihm erzählte. Danach aß sie wieder wie früher, aber ihre Liebe zu uns war ungebrochen. Niemand kaute uns mit so viel Aufmerksamkeit, niemand produzierte so viel Speichel wie sie, vor allem nachdem sie im zweiten Jahr der Berufsschule ausgezogen war und die tägliche Erdnussbutter zum Frühstück durch Butter mit Zartbitterschokostreuseln ersetzt hatte.

»Das kannst du dir auch gleich unter die Haut schmieren«, kommentierte ihre Mutter das, denn so waren ihre Eltern nun mal. Jeden Tag auf die Waage, kein Zucker, keine Butter, immer ausschließlich Vollkornbrot. An sich ist das nicht verkehrt, aber das hatte schon etwas sehr Calvinistisches. Wir dürfen ruhig ab und an schön fett und süß belegt werden, das macht ein Menschenleben doch nur angenehmer. Und Muriel war überhaupt nicht der Typ, der auf seine Figur achten musste. Sie war eher der Typ Schnellverbrenner, der Typ Blutarmut, wenn er nicht genug aß.

Gerade jetzt leidet sie mit Sicherheit an Blutarmut, so dünn, wie sie ist. Sie hat uns immer noch nicht berührt, und wir werden langsam ungeduldig. Es ist unsere Bestimmung, mit dem Körper eines Menschen zu verschmelzen, nicht, langsam in einer Plastikverpackung zu verschimmeln. Wir beinhalten genügend Konservierungsmittel, um eine Zeitlang frisch zu bleiben, aber bei dieser Hitze kann sich das auch schnell ändern.

»Sie möchten also nicht duschen?«, fragt der Gefängniswärter, der noch in der Tür steht.

Muriel schaut auf. »Äh. Doch, gerne«, sagt sie, und kurz erhaschen wir eine Spur ihrer Mundhöhle, in der wir hoffentlich bald landen werden.

»Gut, dann hole ich Sie gleich ab.«

Und mit diesen Worten verschwindet der Gefängniswärter.

Endlich, endlich sind wir mit ihr allein. Endlich kann sie sich voll und ganz auf uns konzentrieren. Wir spüren ihr Verlangen, aber auch ihr Misstrauen. Und dann erinnern wir uns an die Stimme der Frau, Melodie, die Frau, mit der sie zusammenwohnte, als sie aufgehört hat, uns zu essen.

»Jeder ist frei, das zu essen, was er will, aber Brot entzieht deinem Körper sehr viel Energie. Und ich glaube, das kommt der Reinheit deiner Stimme auch nicht zugute, Muriel. Vielleicht liegt es auch daran, dass noch nicht alles so richtig klappt. Du könntest einfach mal ausprobieren, was für einen Effekt es hat, eine Weile auf Brot zu verzichten.«

Die Reinheit ihrer Stimme. Was für ein Quatsch. Jeder weiß, dass Muriel nicht singen kann. Sie ist mit vielen Talenten gesegnet, aber singen gehört nun einmal nicht dazu, wie ihre Mutter zu sagen pflegte. Unglaublich, dass diese Melodie uns die Schuld dafür gab. Aber sie war auch keine Brotesserin, ist sie nie gewesen. Sie hat uns immer mit langen Zähnen gegessen, und wir haben ihr auch nicht nachgetrauert, als sie uns gar nicht mehr wollte.

Muriel hingegen haben wir jeden Tag vermisst, und sie uns auch. Sie sieht aus, als hätte sie uns dringender nötig als je zuvor. So mager, so müde, so verängstigt. Eine solide Grundlage in ihrem Magen könnte so viel Gutes bewirken. Aber die Zweifel haben sie fest im Griff. Der lähmende Gedanke, alles hänge von der Frage ab, ob sie uns essen soll, oder nicht. Dass alles verloren ist, wenn sie uns isst. Ach Mädel. Wir sind doch nur Brot. An uns ist noch niemand gestorben. Wirklich nicht.

Muriel legt die Hand auf unsere Verpackung und drückt. Wir fühlen die Wärme ihrer Finger durch das Plastik hindurch. Sie führt uns zur Nase und atmet tief ein. Dann legt sie uns wieder hin, greift nach dem Beutel Schokostreuseln und bewegt mit den Fingern die Streusel hin und her. Jetzt wird sie uns bestimmt bald aufessen. Es kann jeden Moment so weit sein.

Aber dazu kommt es nicht. Etwas anderes gewinnt, wahrscheinlich die Stimme von Melodie, die sagt, was mit uns alles nicht stimmt. Statt uns aufzuessen, nimmt Muriel ein Schlückchen Tee und fängt leise zu singen an, mit ihrer zittrigen, unreinen Stimme.

Wir sind Licht
Wir sind Liebe
Wir sind Klänge überall
Wir sind Zellen voller Leben
Wir sind nichts
Wir sind das All

Daran ist sicher diese Melodie schuld, dass sie jetzt singt, statt zu essen. Wegen ihr hat Muriel uns schließlich auch nicht mehr angerührt. Jeder war frei, das zu essen, was er wollte, aber dann mussten sie am Ende doch das essen, wonach Melodie der Sinn stand. Kurz nachdem Muriel bei ihr eingezogen war, hörte sie mit dem Einweichen auf, denn Milch war plötzlich ungesund. Anschließend wurden wir aus dem Frühstück gestrichen und durch Haferbrei »mit leckerem frischem Obst« ersetzt, wie Melodie es nannte, denn darin befänden sich viel mehr Nährstoffe. Und danach zog sie über unseren Geschmack her.

»Man schmeckt schon, dass da alle möglichen Zusatzstoffe drin sind«, sagte Melodie. »Brot ist sowieso nicht besonders gesund, aber wenn man es schon isst, dann ist Sauerteig am besten. Und biologisch. Das ist doch alles Energie, die man zu sich nimmt. Ich denke auch darüber nach, ob wir nicht einfach auf Rohkost umsteigen sollten. Ich weiß nicht, wie ihr euch damit fühlt.«

Wir fühlten, dass der Speichel in Muriels Mund damit überhaupt nicht einverstanden war. Und trotzdem hat sie uns zu guter Letzt entsagt. Ungefähr ein Jahr, nachdem Muriel bei Melodie eingezogen war, aß sie ihr letztes Butterbrot, und seitdem haben wir sie nicht mehr gesehen. Das heißt, von den Supermarktregalen aus – da ging sie später aber auch nicht mehr hin, in den Supermarkt – fingen wir hin und wieder ihren sehnsüchtigen Blick in unsere Richtung auf, wenn sie mit ihren Mitbewohnern einkaufen ging, und manchmal strich sie im Vorbeigehen kurz mit den Fingern über unsere Verpackung. Aber ihre Mundhöhle haben wir nie wieder berühren dürfen.

Muriel hat aufgehört zu singen, ihre Aufmerksamkeit gilt wieder uns. Unser Äußeres ist sicherlich nicht das Problem. Unsere Farbe, unsere Form, unser Geschmack: Auf der Skala von perfekt bis absolut perfekt hat Muriel das Glück, eines unserer perfekteren Exemplare bekommen zu haben. Eine gleichmäßige, luftige und elastische Textur, eine schöne Kruste, nicht zu dunkel und nicht zu hell, nicht zu weich und nicht zu knusprig. Ein wirklich leckeres, gesundes Butterbrot.

Aber noch rührt Muriel uns nicht an. Stattdessen nimmt sie noch ein Schlückchen Tee und fängt geräuschlos an, zu zählen. Wir sehen, wie sich ihr Mund bewegt: hundert, neunundneunzig, achtundneunzig. Ihre Hände liegen auf ihrem Bauch.

Die Zeit verstreicht, und Muriel lässt uns links liegen. Sie zählt, sie singt, sie wiegt sich selbst, sie trinkt abwechselnd ganz kleine Schlückchen des abkühlenden Tees und des Wassers, das sie bekommen hat. Sie legt sich aufs Bett, kehrt uns den

Rücken. Sie will uns, und sie will uns nicht, und nach über einer Stunde kommt der gesunde Konsument von Getreideprodukten zurück, um ihr zu sagen, sie könne in fünf Minuten duschen und in einer Stunde mit jemandem vom Gesundheitsamt sprechen, und danach mit ihrem Anwalt.

»Okay«, sagt Muriel und nickt.

Der Mann betrachtet uns. »Wollen Sie Ihr Butterbrot doch nicht?«

Sie kneift die Augen fest zu, und mit enormer Anstrengung gelingt es ihr, den Kopf zu schütteln. Eine einzige kleine Schüttelbewegung, ganz schnell.

»Dann nehme ich es wieder mit.«

Mit Bedauern sieht Muriel uns verschwinden, und mit Bedauern lassen wir sie zurück. Wir stellen uns vor, wie sie, sobald die Tür hinter uns ins Schloss gefallen ist, »nein, warten Sie« ruft, auf ihre Lippe beißt und hinzufügt: »Vielleicht später.«

Vielleicht später. Das wird sie zur verschlossenen Tür sagen, denn sie weiß, dass sie uns braucht, ganz gleich, wie laut sie von hundert bis null zählt.

Während wir über den Gang von Muriel fortgebracht werden, träumen wir vor uns hin. Wir denken an die sanfte Wärme, die sich plötzlich in ihrem Mund entfalten kann. Daran, wie wir gekaut werden, vermengt mit geschmolzenen Schokostreuseln, mit der Zunge gewendet, und durch den rosa Schlund geschluckt, hinunter in den kleinen, dünnen Körper. Wie wir die Leere ihres Magens füllen mit unserem klebrigen Gluten, unseren kräftigenden Ballaststoffen, unseren geistesstärkenden Kohlenhydraten. Es wird geschehen, ganz bald, anders kann es gar nicht kommen. Heute konnte sie uns widerstehen, aber wir kommen zurück.

4

Wir sind die Nachbarn. Zu behaupten, die ganze Straße sei in heller Aufregung, wäre etwas übertrieben, aber man kann schon sagen, dass eine gewisse Unruhe in der Luft liegt. So oft erleben wir das nicht, dass hier im Viertel eine Straftat begangen wird, mit Absperrband und uniformierten Polizisten, die uns befragen, mit Pistole im Halfter und allem Drum und Dran. Das hier ist grundsätzlich ein anständiges Viertel. Lebendig, aber anständig. Im Großen und Ganzen überhaupt nicht kriminell. Ja, das macht also schon was mit einem, was da passiert ist. Da macht man sich schon so seine Gedanken.

Die von Hausnummer 42 wussten zuerst Bescheid, weil er immer um fünf Uhr aufsteht, um dem Stau voraus nach Groningen zu fahren, unbegreiflich, wie er das durchhält, völliger Irrsinn, aber wie auch immer, er sah gegen Viertel nach fünf drei Polizeiautos wegfahren, und danach wurden die Absperrbänder vor dem Haus angebracht. Anschließend fuhren andere Polizeiautos vor, und die Polizisten liefen durchs Haus und ums Haus herum, und dann war klar, dass etwas Schreckliches passiert sein musste. Wir dachten zuerst an ein Familiendrama, oder eher ein Wohngruppendrama, denn bei so viel Polizei denkt man doch direkt an ein schweres Verbrechen. Dieser Mann mit den roten Haaren war diesmal vielleicht richtig ausgetickt und hatte eine der Frauen um die Ecke gebracht, oder sich selbst, oder alle, aber dann kam irgendwann raus, dass eine der zwei etwas älteren Frauen den Löffel abgegeben habe, und angeblich haben ein paar Leute gesagt, sie hofften, es hätte Melodie erwischt, diejenige, die immerzu redet und die anderen nie ausreden lässt, was einige von uns ziemlich nervig finden, aber solche Aussagen unterbindet man selbstverständlich sofort, denn man darf nicht auf den Tod von jemandem hoffen, egal, um wen es sich handelt, und ganz bestimmt nicht, weil man die Person nervig findet. Jeder hat seine Vorlieben und Abneigungen, aber sowas wünscht man natürlich niemandem, und wenn doch, dann sagt man das nicht laut, das gehört sich einfach nicht. Aber gut. Seit ungefähr acht Uhr in der Früh geht die Polizei also von Tür zu Tür, und uns allen ist es gelungen, ihr ein paar Informationen zu entlocken, denn eine Hand wäscht die andere, denken wir, wir erzählen also gerne, was wir wissen, aber dann im Tausch für ein paar Details über den Stand der Dinge. Sie rücken nur spärlich mit Infos raus, aber wir haben inzwischen auf jeden Fall herausgefunden, dass es die andere Frau ist, nicht Melodie, sondern die andere, ihre Schwester, wie heißt die noch gleich, Elsbeth oder so ähnlich, jedenfalls die, die immer so aussah, als könnte sie jeden Moment umkippen. Und jetzt will die Polizei den Sachverhalt klären.

Den Sachverhalt. Die jungen Leute von der Kripo bitten uns um Verständnis für die Tatsache, dass sie aus Ermittlungsgründen noch nicht so viel über den Fall preisgeben dürfen. Aber sie können uns nicht verbieten, unsere Meinung zu äußern, also erzählen wir, dass sie nichts gegessen haben, nicht genug jedenfalls, alle vier nicht. Allerdings fragt man sich dann schon, warum da so ein Polizeiaufgebot kommt, denn soweit wir wissen, ist es nicht verboten, wenig zu essen. Wir leben in einem freien

Land. Nicht, dass wir keine Meinung dazu hätten, aber jeder lebt sein eigenes Leben. Es ist natürlich schon ein starkes Stück, so wenig zu essen, dass man deshalb stirbt, das schon. Da macht man sich schon so seine Gedanken, wenn man sieht, was da jetzt passiert ist. Das beschäftigt einen. Leute, mit denen man ansonsten nichts zu schaffen hatte, sieht man plötzlich in einem völlig anderen Licht, wenn man das rückblickend betrachtet.

Das war schon eine komische Truppe, keine Frage. Das sieht man nicht alle Tage, vier Erwachsene, die in einem Haus wohnen und wirklich alles zusammen machen. Es gibt Pärchen, es gibt Familien, es gibt Alleinstehende, davon gibt es auch immer mehr, das wird immer normaler, auch wenn sich die meisten vermutlich nicht bewusst dafür entscheiden, allein zu bleiben, allein ist eben allein. Aber vier Erwachsene, die zusammenwohnen? Und sie haben wirklich nahezu jede Sekunde gemeinsam verbracht. Wie eine einzige Person haben sie sich durch das Viertel bewegt. Sie, diese Melodie, vorneweg, und die anderen hinterher.

Diejenigen, die hierhergezogen sind, als das Viertel sich gerade im Aufbau befand, können sich noch von früher an sie erinnern, als sie noch eine Beziehung hatte. Eine lesbische Beziehung allerdings, das war damals noch etwas Besonderes, das gab es damals nicht so häufig, aber mittlerweile sind solche Beziehungen ja gewissermaßen normal. Wir können uns sowas natürlich gar nicht vorstellen, mit jemandem des eigenen Geschlechts und so, es bleibt auf eine gewisse Art und Weise immer noch unnatürlich, wenn man das mal instinktiv betrachtet, aber wir leben in einem freien Land, oder hatten wir das schon gesagt? Wie auch immer, die Freundin von Melodie scheint ausgezogen zu sein und danach einen Mann geheiratet zu haben, weil sie eben auch einfach eine Familie wollte. Kann man schon verstehen. Hat dann ziemlich früh Krebs bekommen, die Kinder hat sie also nicht aufwachsen sehen. Schon tragisch. Vergeudete Zeit, im Nachhinein betrachtet, so eine lesbische Beziehung. Aber gut, das ist schon lange her. Diese Melodie hat danach noch ziemlich lange allein gelebt. Sie ging nicht viel raus. Unsere Kinder nannten sie manchmal »die Hexe«. Ein Scherz natürlich, ein unschuldiger Kinderscherz. Sie hatte allerdings schon etwas Hexenartiges an sich, wir konnten den Vergleich schon nachvollziehen. Klingelmäuschen bei der Hexe spielen, das machten sie damals gerne. Die Mütter fragten sich manchmal, ob sie das nicht verbieten sollten, aber ach, es waren doch nur Kinder.

Natürlich war es nicht so schön, dass ihre Freundin sie verlassen hatte. Aber wir hatten manchmal das Gefühl, dass sie nicht von ihr loskam. Dass sie wenig dafür tat. Um aus dem Loch zu kommen, sozusagen. Also ja, was das angeht, haben wir uns für sie gefreut, als die anderen einzogen. Was auch schon wieder zehn Jahre her sein muss. Die Zeit vergeht wie im Flug, merkt man da mal wieder. Eines Tages waren plötzlich drei Leute dazugekommen, eine Frau in ihrem Alter, ihre Schwester, stellte sich später heraus, und das konnte man ihr auch ansehen, und dann noch zwei jüngere Leute, ein Mann und eine Frau. Was die bei den Frauen zu suchen hatten, ist uns ein Rätsel. Ein junges Pärchen, jedenfalls gingen wir anfangs davon aus, dass sie ein Pärchen waren, aber später waren wir uns da nicht mehr so sicher, aber wie auch immer, jedenfalls zwei Menschen in der Blüte ihres Lebens, die bei zwei älteren Schrullen einzogen. Keine Ahnung, was sie da zu suchen hatten. Aber gut, geht uns ja nichts an.

Bei der älteren Frau, der Schwester, Elsbeth, konnten wir das ja noch verstehen. Sie schien ausgebrannt zu sein, vielleicht hatte Melodie sie deshalb zu sich ins Haus geholt. Sie machte immer einen erschöpften Eindruck. Und was gibt es dann Schöneres, als bei einem Familienmitglied unterzukommen? Aber was die beiden anderen damit zu schaffen hatten, das junge Pärchen, auch wenn wir nie gesehen haben, dass sie sich berührt haben, aber jedenfalls die beiden, was die bei den Frauen zu suchen hatten, keine Ahnung.

Ein seltsamer Haufen, ja. Sie machten aber schon bei allem Möglichen mit, das schon. »Nachbarschaften auskundschaften«, »Komm iss mit«. Manche von uns waren mal bei ihnen im Haus. Da haben sie zu viert ausgedachte Lieder gesungen. Ob das schön war? Tja. Jedem das seine, pflegen wir zu sagen. Es war gut gemeint, sie haben sich wirklich viel Mühe gegeben. Sie hatten sowieso die besten Absichten, daran zweifeln wir nicht. Tolle Ideale hatten sie. Jedenfalls diese Melodie. Es ging immer um die Gemeinschaft: gemeinsam arbeiten, gemeinsam leben, gemeinsam teilen. Sie waren jedenfalls nicht zynisch, das ist doch auch schon was, wenn man mal überlegt, wie es mit der Gesellschaft immer weiter den Bach runtergeht. Und es wirkte alles recht unschuldig. Auch wenn man jetzt rückblickend denkt, dass es vielleicht auch etwas besorgniserregend war. Jetzt, wo die Polizei hier herumschnüffelt. Es gab Sachen, über die man lachen musste, aber es gab auch Sachen, die zum Fürchten waren. Dieser Mann zum Beispiel, wie der manchmal im Garten hinter dem Haus stand und schrie, mitten in der Nacht. Da hat man sich schon gefragt, ob das so gesund war, wie die vier miteinander umgingen. Aber na ja. Was kann man dagegen machen? Man sieht es aus der Entfernung, und man hat eigentlich zu wenig damit zu tun, als dass man sich wirklich ein Bild machen könnte. Und solange die Leute sich nicht an die Kehle gehen …

Damit gerechnet hatten wir nicht, dass sowas passieren würde, nein. Man denkt natürlich mal darüber nach, was alles passieren könnte, vor allem wegen der Kinder. Irgendeiner könnte plötzlich eine Pistole oder ein Messer aus der Tasche ziehen, oder der Mann von Nummer 47 könnte ein Sexualstraftäter sein, der aus Amsterdam hergezogen ist, oder aus Rotterdam, oder einer anderen Stadt mit hoher Kriminalitätsrate. Und man ist sich auch ziemlich sicher, dass die Frau, die an der Ecke wohnt, wohl eher nicht gegen eine Tür gelaufen ist, wenn sie mal wieder mit einem blauen Auge an der Kasse sitzt. Auch wenn das ansonsten wirklich ein anständiges Viertel ist, was das angeht.

Sie waren richtig dünn, am Ende. Das war schon auffällig.

Und im Nachhinein fragt man sich dann schon, ob es nicht doch eine Art Sekte war. Es hatte schon was von einer Sekte, fanden ein paar von uns. Aber das war reine Spekulation. Und was ist eigentlich eine Sekte? Sie liefen jedenfalls nicht Hare Krishna singend über die Straße. Sie waren ziemlich esoterisch, aber das kommt heutzutage ja häufiger vor. Dieses Nicht-Essen wurde jedenfalls irgendwann ihr Ding. Das nahmen sie viel zu ernst, wenn man uns fragt. Sie glaubten wirklich daran, auf jeden Fall die Melodie, die konnte da voller Überzeugung drüber sprechen, wenn man ihr auf der Straße begegnete. Und die drei spindeldürren Mitbewohner hörten dann brav nickend zu. Ganz schön unwirklich eigentlich, wenn man sich das vorstellt. Sie erzählte was von spiritueller Befreiung, aber wenn man ihre Gesichter sah, hatte das eher was von einer spirituellen Strafe. Tja, jedem das seine, dachten wir uns. Bis zu einem gewissen

Grad jedenfalls, bis es gefährlich wird. Aber woher soll man wissen, ab wann es gefährlich wird? Denn jetzt mit der ganzen Polizei und all den Fragen, die einem gestellt werden, fragt man sich schon, ob man nicht hätte eingreifen müssen. Irgendwo hätte anrufen müssen. Bei der Fürsorge, falls es die noch gibt. Oder eben doch bei der Polizei. Aber man will sich auch nicht in anderer Leute Angelegenheiten einmischen. Man sieht etwas, man hört etwas, aber reicht das? Die vier auf der Straße, wie die sich wie ein Wesen bewegten. Er, der schreiende Mann. Aber wie oft kam das vor? Und was soll man dann sagen, zur Fürsorge? Dass die Leute wenig essen, und dass dagegen etwas unternommen werden muss?

Manchmal machten sie einfach den Eindruck, als kämen sie von einem anderen Planeten. Auch, wie sie aussahen. Die grellbunte Kleidung, die um die dürren Körper flatterte. Und obendrauf die grauen Grabgesichter. Wirklich absonderlich. Was natürlich nicht schlimm ist, jeder nach seinem Gusto, das ist ja so. Wenn vier Leute gerne zusammen in einem Haus wohnen wollen, wenn es sie glücklich macht, warum nicht? Wir selbst würden das nicht wollen. Es ist doch schön, seinen eigenen Haushalt zu haben. Man macht den Abwasch, wann es einem passt, man schafft Ordnung, oder eben auch nicht, ganz nach den eigenen Gewohnheiten, wie es einem gefällt, aber es ist schöner, wenn man das selbst bestimmen kann, mit der eigenen Familie. Finden wir. Aber na ja, wenn sie zusammen in einem Haus wohnen möchten, zu viert, dann ist das nicht verboten. Und wenn sie viel zu wenig essen wollen, dann ist auch das erlaubt. Also ja. Wer weiß, was sie sonst noch so getrieben haben. Das überlassen wir gerne der Polizei, damit haben wir nichts zu tun. Es ist nicht unsere Aufgabe, unsere Nachbarn zu verurteilen.

Man denkt aber schon darüber nach, dass man über die anderen drei eigentlich nichts weiß. Über diese Elsbeth nicht, aber auch nicht über das Pärchen. Ja, der Mann, den hat man manchmal schreien hören, aber Elsbeth und die andere Frau haben fast nie was gesagt, so gut wie nie. Die andere, die Jüngere, die lächelte immer lieb, wenn man ihr begegnete. Ein bisschen entschuldigend, so wirkte es. Schöne große Augen hatte sie, auch dann noch, als sie immer dünner wurde. Sie hatte etwas Energisches an sich, aber auch etwas Fieberhaftes. Es sah nicht so aus, als würde sie zu irgendwas gezwungen, das nicht. Aber tja, bei den Zeugen Jehovas denkt man das meistens auch nicht, und trotzdem schafft man es da kaum raus, wenn man den Geschichten der Aussteiger glaubt.

Also ja, man stellt sich schon die ein oder andere Frage, das auf jeden Fall. Ob diese Melodie vielleicht gar nicht so unschuldig war, wie angenommen. Ob sie nicht doch ein geheimes Kellerverlies oder sowas hatten. Aber das ist nicht sehr wahrscheinlich. Die Reihenhäuser haben gar keine Keller, soweit wir wissen. Und sie sprach immer von Schmetterlingen, und von Musik, und von der Gemeinschaft, von solchen Sachen. Sehr merkwürdig, aber irgendwie auch sehr unschuldig. Man sieht sie nicht mit einem Messer vor sich, definitiv nicht. Das würde man eher von dem Mann denken, dass ihm mal die Hand ausrutschte. Dass er seine Finger doch nicht von dem Mädchen mit den großen Augen lassen konnte. Sowas eben. Aber gut, dafür gibt es ja die Polizei. Wir können nicht hinter die Haustür unserer Nachbarn schauen. Gott sei Dank nicht, würde man fast sagen. Das Leben ist ja so schon kompliziert genug. Und letztendlich ist jeder für sich selbst verantwortlich. Wir leben in einem freien Land.

5

Wir sind der Rechtsbeistand. Rechtsanwältin, würden die meisten sagen, aber in unserer Funktion sprechen wir die Sprache des Rechts, eine genaue Sprache, die alle zu juristischer Verwirrung führenden Missverständnisse effektiv umschifft. Deshalb legen wir Wert auf das Wort Rechtsbeistand, weil es exakt unsere Funktion beschreibt, jedenfalls in dieser Phase des Ermittlungsverfahrens.

Das Ermittlungsverfahren: Eine Frau ist unter verdächtigen Umständen gestorben, möglicherweise aufgrund von Unterernährung, möglicherweise durch Fahrlässigkeit der Mitmenschen, der Schwester und zwei anderer Verdächtiger, die zusammen mit dem Opfer ein Haus bewohnten. Die Verdächtigen wurden vom Gesundheitsamt wegen verwirrtem und emotionalem Verhalten und der Vermutung einer psychosozialen Störung aufgesucht, und obwohl keine konkrete Diagnose gestellt werden konnte, wurden die Verdächtigen als psychisch labil eingestuft. Vor allem die Schwester des Opfers sei im Zusammenhang mit der Familienangehörigkeit verständlicherweise von Emotionen überwältigt, und genau diese Person ist die Verdächtige, die uns als Klientin zugewiesen wurde und mit der wir in diesem Moment in einem Beratungszimmer Schrägstrich Vernehmungszimmer der Polizeiwache für ein erstes Kennenlernen und eine strategische Beratung sitzen.

Erster Eindruck von der Klientin: ungesund dünn, überdurchschnittlich emotional, sehr redselig. Zum Glück ist es unser Spezialgebiet, die wichtigsten Informationen aus der Verwirrtheit und dem Redeschwall zu filtern, die wir benötigen, um den Fall so vorteilhaft wie nur möglich für sie auszulegen. Und auch wenn es ultimo casu nicht unsere Aufgabe ist, die Sprache des durchschnittlichen Menschen zu sprechen, sind wir uns darüber im Klaren, dass in dieser Phase des Verfahrens die menschliche Seite der Hilfeleistung neunundneunzig Prozent unserer Arbeit ausmacht, während die juristische Seite nur ein Prozent unserer Aufmerksamkeit beansprucht. Priorität Nummer eins: die Klientin beruhigen. Zuallererst, indem man nicht zu imposant aussieht. In dieser Phase der Ermittlung heißt das: nicht zu viel Make-up, keine Blazer oder hochhackigen Schuhe, eine einfache Bluse, eine ordentliche Hose und ein paar flotte Sneaker dazu. Unbürokratisch wirken. Fürsorglich und im Jetzt. Anwesend mit dem Verstand, aber auch mit dem Herzen. Intensiv zuhören. Eine offene Haltung einnehmen, die Beine nicht übereinanderschlagen, sondern nebeneinanderstellen, die Füße auf den Boden, die Arme locker auf den Vernehmungstisch legen. Neutraler, empathischer Gesichtsausdruck.

Die Klientin, Frau van Hellingen, sitzt uns mit hängenden, leicht vorgebeugten Schultern gegenüber. Ihre Hände zittern leicht. Sie erzählt von ihren Mitbewohnern, die sie so schnell wie möglich sprechen müsse.

»Ich sehe, dass Sie ziemlich erschrocken sind, stimmt das?« Empathie zeigen, um eine persönliche Bindung herzustellen. »Wären Sie damit einverstanden, wenn wir uns duzen? Das macht es immer etwas einfacher, finde ich. Mein Name ist

Roos, wäre es dir recht, wenn ich dich Melodie nenne, Melodie?« Den Vornamen bei der Ansprache verwenden, um der Klientin das Gefühl zu geben, als Mensch wahrgenommen zu werden.

Die Klientin, Melodie, zieht die Nase hoch und nickt. »Das ist ein Albtraum. Ein echter Albtraum. Unglaublich, dass man uns das antut. Meine Schwester stirbt, nachdem ich jahrelang versucht habe, ihr zu helfen, und dann stecken sie mich, dann stecken sie uns in eine Zelle. So unmenschlich. Die hören nicht zu, die ziehen einfach ihr Ding durch. Verstecken sich hinter Regeln und Verfahren. Was für ein schreckliches System. Ein schreckliches und kaltes System.« Sie schaudert. »Als wären wir keine Menschen, sondern Hunde.«

Grundbedingungen der Inhaftierung überprüfen. »Ist dir während der Verhaftung oder während des Verbleibs etwas Unzulässiges widerfahren?«

Ein verständnisloser Blick.

»Ich meine, kannst du mir erzählen, wie das alles abgelaufen ist, Melodie?«

Die Klientin holt Luft und plappert wie eine Besessene drauflos. Stopp, nicht urteilen, offen bleiben und auf die Emotionen achten. Sie ist sehr erschrocken, und sie hat viel auf dem Herzen. Über das emotionale Bewusstsein die Fakten zum Hergang ableiten. Die Verdächtige wurde wegen des Verdachts der fahrlässigen Tötung durch unterlassene Hilfeleistung in Todesnot festgenommen, die Kriminalpolizei hat sie vorschriftsmäßig belehrt, und bei der Ankunft auf der Wache wurden alle Verfahren korrekt befolgt. Tatbestand für die Verhaftung war der Tod der Schwester, bei der der diensthabende Hausarzt keinen natürlichen Tod feststellen konnte, weshalb die Gerichtsmedizin sowie die Polizei eingeschaltet wurden. Die Klientin ist durcheinander, was das Konzept der »Natürlichkeit« angeht; sie wiederholt, dass das Sterben ihrer Schwester »eben gerade natürlich« vonstattengegangen sei, und dass sie und ihre Mitbewohner – die Klientin spricht überwiegend in der ersten Person Plural – ein vollkommen natürliches Leben führen, und dass genau das, was gerade passiert, dass sie von ihrer verstorbenen Schwester getrennt wurde und verdächtigt wird, Schuld an ihrem Tod zu haben, unnatürlich sei. Diese konzeptuelle Verwirrung der Klientin für den Moment durchgehen lassen und herausfinden, was dem Arzt Anlass dazu gab, keinen natürlichen Tod festzustellen. Der Hauptgrund liegt anscheinend in der Tatsache, dass das Opfer, aber auch die Klientin und die anderen beiden Verdächtigen sehr mager sind und dass dem Arzt die im Haus vorherrschende Atmosphäre nicht gefiel.

Relevante Fakten notieren, Klientin währenddessen regelmäßig ansehen. Die Klientin wiederholt, sie komme nicht darüber hinweg, dass ihnen so etwas widerfahren sei. Ihre Augen sind feucht.

»Ich sehe, dass dich das sehr mitnimmt.«

»Und nicht nur mich. Ich hatte eine höllische Nacht, aber es geht mir vor allem auch um meine Mitbewohner. Wir sind es gewohnt, immer zusammen zu sein. Sie sind sehr labil. Petrus kann starke Wutanfälle bekommen, und wenn ich dann nicht da bin, um ihm dabei zu helfen, seinen Widerstand zu kanalisieren, kommt er da nicht mehr raus. Und Muriel ist so beeinflussbar. Wer weiß, was das mit ihr macht, wenn ihr jemand sagt, es sei unsere Schuld, dass Elisabeth tot ist. Was, wenn sie dann auch noch denkt, das stimme? Und sie ist so sensibel. Bei so einer rohen Energie, wie man sie hier spürt, befürchte ich, dass ihr System vollkommen überlastet wird. Und ich habe dem Mann vom Frühstück auch schon mehrmals gesagt, dass wir keine künstlichen und nichtbiologischen Produkte essen, so wie das Brot, das er mir gebracht hat, und überhaupt sind wir es gewohnt, mit sehr wenig Nahrung auszukommen, aber Muriel hängt noch sehr an ihrem Gemüsesaft, davon konnte sie sich bisher noch nicht lösen. Der Mann hat gar kein Verständnis gezeigt, er war äußerst unfreundlich. Er sagte, das hier sei kein Hotel. Können Sie nicht kurz zum Bioladen gehen, habe ich ihn gefragt, der ist hier ganz in der Nähe, und da gibt es geeigneten biologischen Karottensaft. Aber er sagte, das ginge nicht, und ich weiß wirklich nicht, wie Muriel darauf reagieren wird. Und als ich versucht habe, ihm zu erklären, wie wichtig das für sie ist, dass es da um ein Grundbedürfnis geht, das man einem Menschen nicht verwehren darf, auch wenn wir jetzt auf einmal Gefangene sind, und dass es sonst wirklich hilfreich wäre, wenn ich kurz mit ihr sprechen könnte, um mich zu vergewissern, dass es ihr gut geht, da hat er mir das Wort abgeschnitten und gesagt, das gehe leider nicht und ich müsse meine Beschwerden mit meinem Anwalt besprechen, und dann hat er einfach die Tür zugemacht, obwohl ich mitten im Satz war, und –«

Verständnisvoll nicken und verstohlen aufs Telefon schauen, um herauszufinden, wie spät es ist. Ziel des Gesprächs nicht aus den Augen verlieren. Eine Hand auf den Unterarm der Klientin legen und sagen: »Melodie, es tut mir leid, aber ich muss dich kurz unterbrechen.« Schlechte Neuigkeiten überbringen und danach in Normale-Leute-Sprache erklären, wie es für sie aussieht. »Zuerst die schlechten Neuigkeiten: Du darfst aufgrund eines Gesetzes leider wirklich nicht mit deinen Mitverdächtigen, deinen Mitbewohnern sprechen. Das liegt daran, dass die Kriminalpolizei dich verdächtigt, etwas Strafbares getan zu haben. Und damit sie vernünftig untersuchen können, was passiert ist, ist es ihnen wichtig, dass ihr drei jeweils eure eigene Geschichte erzählen könnt.«

»Aber wir sind eine Wohngruppe. Unsere Geschichte ist für uns alle genau gleich. Wir leben schon so lange zusammen. Unsere eigene Geschichte ist unsere Geschichte, wir –«

Empathisch sein und durchgreifen. »Ich verstehe sehr gut, dass du das so empfindest. Und wenn ihr alle das so empfindet, dann werdet ihr wahrscheinlich auch alle die gleiche Geschichte erzählen. Aber die Polizei kann das noch nicht wissen. Die möchte das noch untersuchen. Und wie du schon erfahren hast, dürfen sie euch auf jeden Fall die nächsten zwei Tage hier auf der Wache behalten. Das bedeutet, dass ihr die nächsten Tage leider nicht miteinander sprechen könnt.«

»Zwei Tage«, die Klientin, Melodie, wird erneut emotional. »Zwei Tage. Aber wir sind eine Gruppe. Wir sind nicht vier einzelne Menschen. Wir gehören zusammen. Muriel und Petrus brauchen mich.« Sie starrt ins Leere, es wirkt so, als würde sie nachdenken. »Und nach den zwei Tagen? Was passiert dann?«

Hoffnung spenden und gleichzeitig die Fakten berücksichtigen. »Das hängt von den Ermittlungsergebnissen ab. Es kann Gründe geben, zu beantragen, euch länger in Gewahrsam zu behalten, wenn das für die Ermittlungen wichtig sein könnte. Aber wenn ich mir euren Fall so ansehe, glaube ich nicht, dass das passieren wird. Mit achtzigprozentiger Wahrscheinlichkeit werdet ihr in drei Tagen einfach wieder zusammen nach Hause können.«

»Und meine Schwester? Können wir dann meine Schwester bestatten?«

»In neun von zehn Fällen wird der Körper nach der forensischen Untersuchung wieder freigegeben. Also ja, Melodie, die Chancen stehen gut, dass ihr deine Schwester – Elisabeth heißt sie, oder? – dann bestatten könnt. Ich kann leider nichts versprechen, aber so schätze ich die Lage momentan ein.«

»Das ist so unfair«, sagt die Klientin und schüttelt den Kopf. »Ich, ihre Schwester. Obwohl ich ihr immer geholfen habe. Sie war so labil, so schwach. Eigentlich hat sie sich nie wieder davon erholt, dass sie so ausgebrannt war. Und unser Vater, unser Vater ist so streng zu ihr gewesen, so streng. Das glaubt man gar nicht. Das letzte Mal, als sie ihn angerufen hat, hat er einfach aufgelegt. Sie brauchte unsere Unterstützung so sehr, von uns dreien, aber vor allem die von mir. Ich meine, die anderen haben sich auch unglaublich entwickelt, seit sie bei mir wohnen, aber letztendlich bin ich doch diejenige gewesen, die alles tragen musste. Und dass sie jetzt glauben, dass ich, dass wir …«

Erneut unauffällig nachsehen, wie spät es ist.

»… und jetzt bin ich ganz allein«, sagt die Klientin, während Tränen über ihre Wangen laufen. »Ich bin allein. Was soll ich jetzt bloß machen?«

Die Klientin sieht uns an, ängstlich, verzweifelt, und plötzlich werden auch wir von einem großen, unaufhaltsamen Gefühl von Mitleid mit dieser Frau übermannt, die wie ein kleines, faltiges Vögelchen mit ausgestrecktem Hals nach der Mutter zwitschert, und die Mutter ist nicht da, aber wir sind da, und ohne darüber nachzudenken, ob das in diesem professionellen Rahmen angebracht ist, legen wir unsere Hand auf den

Kopf der Klientin und streicheln ihn. »Ganz ruhig, Melodie, ganz ruhig. Alles wird gut. Ich helfe dir, dafür bin ich da. Ich bin hier, um dir zu helfen. Ruhig. Alles wird gut. Das verspreche ich.«

Melodie zieht erneut die Nase hoch. »Glaubst du das? Glaubst du das wirklich?«

Wir fahren mit der Hand über ihre Schulter, den Oberarm. Nur Knochen, kein Fleisch. »Ich verspreche dir, dass ich alles dafür tun werde. Und ich bin eine gute Anwältin.«

»Kannst du dann dafür sorgen, dass ich mit Muriel sprechen darf?«

»Nein, das kann ich leider wirklich nicht. Wir müssen uns an die Regeln halten. Aber ich kann dafür sorgen, dass im Rahmen der Regeln alles so gut wie möglich abläuft. Das ist unser Plan, okay?«

Melodie, die Klientin, runzelt die Stirn und atmet tief ein.

»Gut so, Melodie, sehr gut. Schön langsam atmen. Es ist wichtig, dass wir uns jetzt konzentrieren, okay? Wir werden so gut wie möglich aufpassen, damit wir genau wissen, was wir machen müssen, um das alles so gut wie möglich zu überstehen. Okay? Das ist das Beste, was du jetzt für dich selbst tun kannst, aber auch für deine Mitbewohner. Die haben auch etwas davon, wenn wir gut nachdenken. Dass du jetzt hier bist, daran können wir leider nichts mehr ändern, aber wir können alles daransetzen, dass du in zwei Tagen deine Mitbewohner wiedersehen kannst und dass ihr Elisabeth zusammen bestatten könnt. Also. Wir haben jetzt noch fünfzehn Minuten, um den Fall zu besprechen. Was denkst du? Sollen wir das mal machen?«

Die Klientin schnieft.

»Ist das in Ordnung, Melodie?«

»In Ordnung«, sagt die Klientin. Und ab dem Moment nimmt der Profi in uns wieder das Heft in die Hand, mit neunundneunzig Prozent Aufmerksamkeit für die menschliche und einem ausschlaggebenden Prozent für die juristische Seite.

6

Wir sind die Fakten. Strafbar oder nicht, die beste Möglichkeit, sich uns zu nähern, bieten die Lügen. Alle Unwahrheiten eliminieren, bis wir als nackte Tatsachen übrig bleiben. Und dabei wirkt es motivierend, eine starke Abneigung gegen Lügen zu haben, so wie wir es bei Liesbeth beobachten können, der Kriminalbeamtin, die die Ermittlungen zu Elisabeth van Hellingens Tod leitet. Schon jetzt sitzt sie mit zusammengepressten Zähnen vor dem Computer, von der Verlogenheit der Personen erschüttert, die die Evangelien verkünden, nach denen die Wohngruppe Klang und Liebe die letzten Jahre gelebt hat. Alles unglaublich inspirierende Personen, die ihnen bei ihrer Entwicklung enorm geholfen haben, schreibt Melodie auf der Website der Wohngruppe, und mit wachsender Entrüstung liest Liesbeth die Artikel über eine dieser Personen, eine Frau, eine Art Guru, die ein vielbeachtetes Buch über Lichtnahrung geschrieben hat, und die einerseits behauptet, sie könne ganz und gar ohne Essen und Trinken leben, jeder könne das, indem man mit der universellen Lebensenergie Kontakt herstelle, und andererseits, dass sie zwar kein Essen benötige, aber doch ab und zu ein paar Cracker esse, oder ein bisschen Eis, einfach weil es so gut schmecke; und dann wiederum, dass sie niemandem rate, ohne Begleitung mit dem Essen aufzuhören, aber gleichzeitig, dass ihr Dreißig-Tage-Plan für jeden geeignet sei, der ausreichend motiviert sei und wirklich daran glaube. Diese Frau nimmt es also nicht nur nicht besonders genau mit uns, sie geht dabei auch noch unfassbar raffiniert zu Werke, denn wenn sie auf ihre Verlogenheit angesprochen wird, kann sie auf die faktisch getätigten Behauptungen verweisen, die sie neben all den Lügen auch noch aufgestellt hat. Sie kann sagen, sie habe nie von sich behauptet, wirklich nie zu essen und zu trinken, sie habe nur gesagt, sie benötige kein Essen und Trinken, um zu überleben. Da sie es nie länger als eine Woche geschafft hat, absolut nichts zu essen und zu trinken, kann sie faktisch nicht zu diesem Schluss kommen, aber streng genommen wurde auch nicht bewiesen, dass sie, wenn sie es länger durchgehalten hätte, gestorben wäre. Der Beweis dafür konnte nicht einmal erbracht werden, als sie für eine Fernsehsendung an einem Experiment teilnahm, bei dem sie live gefilmt wurde, während sie absolut nichts aß und trank, denn nach ein paar Tagen waren ihre Nierenwerte so alarmierend schlecht, dass die Ärzte, die das Experiment begleiteten, beschlossen, es abzubrechen, um zu verhindern, dass sie stirbt, aber ob das auch wirklich passiert wäre, blieb im Ungewissen, sodass die Frau hinterher sagen konnte, das Experiment sei zu Unrecht abgebrochen worden, um sie so davon abzuhalten, den Beweis dafür zu liefern, dass das Leben von Licht wirklich möglich ist.

Andere Frauen, die aufgehört haben zu essen, sind gestorben, so wie die Frau, die passenderweise Faith hieß, und die tot in den schottischen Highlands gefunden wurde, wo sie allein Campingurlaub gemacht hatte. In ihrem Tagebuch stand, dass sie mit dem Fastenprozess von dreißig Tagen aus dem Buch des Nicht-essen-Gurus angefangen hatte. Die Autopsie zeigte, dass sie an Austrocknung und Unterkühlung gestorben war, mit

Untereernährung als Auslöser. Eine andere Frau namens Ronda hatte unter Begleitung zweier begeisterter Leser des Buches mit dem Dreißig-Tage-Programm angefangen. Am zehnten Tag ist Ronda an einer Lungenentzündung, Nierenversagen, Austrocknung und einem Schlaganfall gestorben. Aber ist es dann ein Fakt, dass die Autorin des Buches selbst auch sterben würde, wenn sie lange genug fasten würde? Das lässt sich nicht beweisen. Schlau von ihr.

Wir Fakten kennen die Antwort übrigens, denn wir umfassen die gesamte Raumzeit, inklusive aller Ursache-Wirkung-Relationen des Universums, und deshalb können wir Ihnen jetzt verraten, dass sie tatsächlich sterben würde, wenn sie es versuchen würde. Und es kommt noch besser; sie wird in einigen Jahren wahrhaftig an ihrem nahrungsdeprivationsbezogenen Gesundheitszustand sterben, aber das sollten Sie besser für sich behalten, denn die Weltordnung würde aus dem Gleichgewicht gebracht, wenn große Menschenmengen über die Zukunft Bescheid wüssten. Darüber wurden schon viele schöne, wenn auch faktisch unwahre, Geschichten geschrieben.

Doch die Dreißigtagefrau ist nicht die Einzige, die den Bewohnern der Wohngruppe Klang und Liebe Sand in die Augen gestreut hat. Maruko und Alina, zwei junge Leute, die sich diese Kunst von ihr abgeschaut haben müssen, springen genauso erfindungsreich mit uns um. Auch sie behaupten, sie würden kein Essen benötigen, aber nirgendwo steht geschrieben, dass sie wirklich nichts essen. Wer genau aufpasst, kann ihren Geschichten entnehmen, dass das Liebespaar, das auch noch pausbäckige Kinder hat, tüchtig isst, nur nicht so oft. Sie sind übrigens auch so schlau gewesen, den Prozess von dreißig auf neun Tage zu verkürzen. Das ist auch bekömmlicher –

entschuldigen Sie die Wortwahl –, auf jeden Fall war das für die Wohngruppe Klang und Liebe machbarer, denn Melodie schreibt auf ihrer Website, sie hätten den Schritt, sich von Essen loszusagen, endlich unter der inspirierenden Leitung von Maruko geschafft.

Alles in allem wird mit uns im Nicht-essen-Land reichlich ungenau umgesprungen, und deshalb ist es umso schöner, wenn sich jemand hingebungsvoll in unseren Dienst stellt, um anderen den richtigen Weg zu weisen. Menschen wie Liesbeth.

Liesbeth, Taufname Elisabeth, zufälligerweise eine Namensvetterin des Opfers, dessen Tod sie untersucht, hat von der Gesellschaft die Aufgabe bekommen, herauszufinden, ob wir strafbar sind, und falls ja, dafür stichhaltige Beweise zu liefern, die den juristischen Ansprüchen genügen. Laut fluchend sitzt sie vorm Computer, auf jeden schimpfend, der es mit uns nicht so genau nimmt.

»Verdammt«, sagt sie, »verdammt und zugenäht. Zwei Tote auf dem Gewissen und trotzdem weiter behaupten, kein Essen zu benötigen. Was für eine Verbrecherin. Die sollte man sowieso wegsperren. Und ihr ein Redeverbot erteilen.«

Und genau wie ein paar Stunden zuvor antwortet ihr Kollege Ton, der am Schreibtisch schräg gegenüber sitzt, so kenne er Liesbeth gar nicht, so bissig, so verurteilend, aber wir können ihr Verhalten anhand einiger Fakten erklären, von denen Ton nichts weiß, nämlich dass Liesbeths Tochter, Nina, im letzten halben Jahr auf ihre Linie geachtet hat – und zuerst ihren Babyspeck verlor, danach ziemlich dünn wurde, und zum Schluss ungesund dürr –, und dass sie sich seit einigen Monaten weigert, Fleisch und Käse zu essen. Aus Prinzip, sagt sie, aber mittlerweile lässt sie auch den Großteil von Reis und Nudeln auf dem Teller liegen, denn ihr werde von schnellen Kohlenhydraten schwindelig, und Liesbeth hat ihre Tochter immer gerne in einer Atmosphäre der Akzeptanz und des Vertrauens aufziehen wollen, sodass sie erst gar nicht daran gedacht hätte, heimlich in Ninas Sachen herumzuschnüffeln, aber vor zwei Tagen hat die Sorge um ihre Tochter überhandgenommen, und sie ist in ihr Zimmer gegangen, während Nina in der Schule war, wo sie zwischen dem hintersten Bettpfosten und der Wand einen Blister Abführmittel gefunden hat, und einen Brief, der an sie gerichtet war: *Wenn du diesen Brief liest, bringe ich dich um. Ich mache sowieso, was ich will. Und mein Tagebuch findest du eh nicht, also hau ab.*

Sie fand das Tagebuch an der Unterseite des vorletzten Bretts in Ninas Kleiderschrank festgeklebt und leitete aus der Lektüre das Folgende ab: Nina machte schon seit vier Monaten eine Diät, und seit ein oder zwei Monaten machte sie zusätzlich ausgedehnte Fit-Girl-Trainingseinheiten. Um den Gewichtsverlust zu beschleunigen, holte sie sich Ratschläge von Pro Ana, einer Website, oder mehreren Websites, mit Tipps für magersüchtige Mädchen. Einen Tipp hatte Nina abgeschrieben und unterstrichen: *Schreib auf, was du isst. Wenn du immer so ehrlich wie möglich aufschreibst, was du isst, traust du dich nach einiger Zeit nicht mehr, etwas zu essen, weil es dann in deinem Heft stehen wird!* Darauf folgten tägliche Listen von eingenommenen Lebensmitteln, bis auf das letzte Gramm genau – Nina hatte heimlich alles, was sie regelmäßig zu sich nahm, mit einer Briefwaage gewogen, um festzustellen, wie viel Gramm ein Esslöffel oder ein Teelöffel genau wog –, und mit der Kalorienmenge, die diese Portion umfasste, sodass Liesbeth ausrechnen konnte, dass Nina nur ungefähr fünfhundert Kalorien pro Tag zu sich nahm, und zu dem Schluss kommen musste, dass das Leben ihrer Tochter in Gefahr war. Und diese Tatsache, dass Liesbeth ihre Tochter vor ihren Augen verschwinden sieht, kombiniert mit den Fotos, die sie von der immer dünner gewordenen Elisabeth mit ihren genauso abgemagerten Mitbewohnern gefunden hat, und die Art und Weise, wie diese Mitbewohner auf ihrer Website die gerade so nicht lügenden Alina und Maruko anhimmeln, macht sie wütend. Was sie nicht zur geeignetsten Person für die Ermittlungsleitung macht, aber genau wie ihre Tochter gehört Liesbeth nicht zu der Art Mensch, die einfach aufgibt, wenn sie sich erst mal in ein Thema verbissen hat, und sie redet sich selbst ein, dass sie Privates und Arbeit sehr wohl trennen kann, vor allem auch, weil sie sich im Grunde stark unterscheiden, da das Opfer in diesem Fall keine Essstörung hatte. Aber der empörte Teil ihres Hirns sieht das anders und sagt: Nicht essen ist nicht essen, ganz gleich, was der Auslöser war, und das stimmt haargenau, aber ihren nächsten Gedanken, dass Menschen, die andere mithilfe von Lügen dazu anstacheln, sich selbst auszuhungern, bestraft werden müssen, können wir als Fakten nicht bestätigen oder entkräften; Aussagen über die Moral müssen wir zu unserem Bedauern anderen überlassen. Und auch Liesbeth würde wahrscheinlich besser daran tun, sich voll und ganz auf uns zu konzentrieren, aber auch dazu können wir eigentlich nicht wirklich etwas sagen.

Kopfschüttelnd steht Liesbeth auf, schnappt sich ihr Notizbuch und geht weg. Sie hat einen Termin mit Asif, einem neuen Kollegen, der mit ihr zusammen die Verhöre durchführen wird. Ein junger Mann, der auf seine Art genauso leidenschaftlich bei der Sache ist wie Liesbeth. Vor ein paar Jahren hat er sich vom Volkswirt zum Kriminalbeamten umschulen lassen, weil er eine größere gesellschaftliche Bedeutung haben wollte. Seine Abschlussarbeit handelte vom Verhör psychisch labiler Verdächtiger, und jetzt soll er dem Team als Spezialist auf diesem Gebiet zur Seite stehen.

»Kaffee?«, fragt er, als sie den Konferenzraum betritt, in dem er auf sie wartet. Er runzelt die Stirn. »Geht es dir gut?«

»Ja, ja, super. Und ich brauche keinen Kaffee. Lass uns einfach anfangen.«

Asif nickt und lässt sich ausführlich über psychisch labile Verdächtige aus: was psychisch labile Verdächtige für Bedürfnisse haben, was er bis jetzt über den Hintergrund der Verdächtigen herausgefunden hat, und was das für ihre Vorgehensweise für die Verhöre bedeutet. Liesbeth hört schweigend zu, die Arme fest verschränkt und die Lippen zu einem geraden Strich gezogen.

»Meine Untersuchungen haben übrigens auch ergeben, dass Körpersprache sehr wichtig ist«, sagt Asif. »Wie du jetzt zum Beispiel sitzt. Das kann auf psychisch labile Verdächtige ziemlich … Wie soll ich es sagen? Es könnte eine Panikattacke auslösen.« Er zwinkert. »Kleiner Scherz. Aber ernsthaft, ich glaube, es wäre gut, wenn du gleich eine etwas offenere Haltung einnimmst, zum Beispiel so.«

Er lehnt sich zurück, legt die Hände locker auf den Tisch und zieht die Mundwinkel ein kleines bisschen nach oben.

Liesbeth schlägt die Beine übereinander. »Okay, Asif. Schön, dass du diese Abschlussarbeit geschrieben hast, aber ich mache diesen Job mittlerweile lang genug, um zu wissen, wie ich mit Verdächtigen umgehen muss. Und psychisch labile Verdächtige sind nicht nur psychisch labil, sondern auch verdächtig. Das müssen wir uns auch vor Augen halten. Also, da wir nur noch eine halbe Stunde haben, schlage ich vor, wir nutzen die Zeit dafür, über die Fakten zu sprechen, die wir ans Tageslicht bringen wollen.« Sie schaut auf ihre Armbanduhr. »Fünfundzwanzig Minuten, ich gehe nämlich erst noch eine rauchen. Du auch? Oder verbietet dir das dein Glaube?«

»Das ist aber schon eine stereotypisierende Frage, wenn ich das mal so sagen darf. Ich treffe meine eigenen Entscheidungen, und ich bevorzuge es, meine Lungen nicht zu vergiften. Könntest du auch machen. Oder verbietet dir das dein Glaube?«

Liesbeth räuspert sich. »Okay. Entschuldigung, ich wollte dich nicht beleidigen.« Sie steckt ihre Hand auf der Suche nach einem Feuerzeug in die Hosentasche. »Du hast ja recht, sehr vernünftig. Ich bin dann gleich wieder da.«

Und noch immer kochend vor Wut wegen der Menschen, die sich mutwillig dem Tod in die Arme werfen, von Lügnern und Scharlatanen dazu ermutigt, nimmt sie den Fahrstuhl zur Dachterrasse, wo sie zwei Zigaretten nacheinander raucht.

7

Wir sind ein Orangenduft. Seit der Kriminalbeamte, der auf den Namen Asif hört, ins Verhörzimmer gekommen ist, hängen wir für den guten Riecher unverkennbar in der Luft. Und Petrus ist ein guter Riecher, vor allem, wenn es um Orangendüfte geht. Flüchtig und unsichtbar, wie wir sind, dringen wir mühelos in das Bewusstsein der Menschen, um schlagartig Erinnerungen und Gefühle wachzurütteln, die sie zu vergessen gehofft hatten, und sobald wir die Rezeptoren in Petrus' Nase erreicht haben, wird er wütend. Die Wut kommt aus der Tiefe, aus einer fernen Vergangenheit, doch die Bilder, die wir bei ihm zutage bringen, sind nahezu greifbar. Der Mund eines Jungen mit blondem Igelschnitt und vielen Pickeln, der geräuschlos das Wort »Orangenwichser« formt, wobei sich Speichelfäden zwischen der Zunge und dem Gaumen bilden. Eine Tasche, ein roter Rucksack einer teuren Marke. Eine Reihe entblößter gelblicher Kaffeezähne mit einem grauen Schnurrbart darüber. Und das Gesicht seiner Mutter, aus dem nicht wiedergutzumachende Enttäuschung spricht.

Der Rucksack war neu. Ein schöner Rucksack, in einem schönen Rot, und Petrus hatte so lange darum gebettelt, bis seine Mutter, die ihn viel zu teuer fand, eingeknickt war. Es war der erste Tag, an dem er mit dem Rucksack in die Schule gekommen war, und weil er seinen Klassenkameraden nicht vertraute, hatte er ihn keinen Moment aus den Augen gelassen. Nur während der großen Pause hatte er ihn kurz in seinen Spind getan, um zur Toilette zu gehen, denn dort waren Taschen nicht erlaubt.

Doch als er nach der Pause sein Biologiebuch herausnehmen wollte, drangen wir scheinbar aus dem Nichts, aber in Wahrheit vom Boden seines Rucksacks, plötzlich in seine Nase, zusammen mit einem muffigen Schimmelgeruch. Petrus' Gesicht erstarrte. Langsam legte er das Biologiebuch auf den Tisch. Der hellblaue Umschlag hatte sich an der unteren Kante grün verfärbt, genau wie der Umschlag seines Mathebuchs, das er jetzt hervorholte, und auch sein Wirtschaftslehrebuch und seine Hefte waren grünlich.

Unten in seinem Rucksack lagen zwei verschimmelte Orangen.

Einen Moment lang starrte Petrus die Orangen an und dachte daran, was sein Mentor zu ihm gesagt hatte. »Ich habe sie gewarnt, aber sollte es doch wieder zu einem Vorfall kommen, zähl bitte erst bis zehn. Einfach bis zehn zählen. Wenn du wütend wirst, belohnst du sie nur.«

Er kam bis zur Sieben. Dann blickte er auf, direkt in die Augen des Jungen mit dem Igelschnitt, denn er hatte sofort gewusst, dass der dafür verantwortlich sein musste. Grinsend sah der Junge ihn an und formte mit seinem Mund das Wort »Orangenwichser«.

Der Hausmeister, dachte Petrus. Ohne ein Wort lief er mit den beiden Orangen in den Händen aus der Klasse, die Rufe seines Biologielehrers ignorierend, und stürmte in das Hausmeisterzimmer.

»Hast du diesem Arschloch den Generalschlüssel für die Spinde gegeben?«

Der Hausmeister hob seine Hände. »Die Spinde? Ich weiß nicht, wovon du redest.« Er nahm seine Hände wieder runter. »Aber ich sage immer, ein kleiner Scherz muss erlaubt sein. Das finde ich schon. Dadurch wird das Schulleben doch etwas erträglicher.« Er grinste breit – doch zwei Sekunden später tat er das nicht mehr, denn da wurde Ben, dem Hausmeister des Jahres 1984, in jedes Auge eine schimmlige Orange gepresst.

Es war das erste Mal, dass Petrus offiziell auf der Anklagebank landete. Er hatte zwar schon öfter eins auf den Deckel gekriegt für den Schaden, den er anrichtete, wenn er ausflippte, aber nie waren die Anschuldigungen so ernst und in seinen Augen gleichzeitig so unberechtigt gewesen. Zusammen mit seiner Mutter musste er für ein Gespräch mit dem Direktor und dem Hausmeister zur Schule kommen, der hartnäckig behauptete, er habe nur einen Scherz gemacht, es würde ihm nicht im Traum einfallen, den Generalschlüssel für die Spinde einem Schüler auszuhändigen. Jeder wusste, dass der Hausmeister es mit den Regeln nicht so genau nahm, und dass er sich mit dem Jungen mit dem Igelschnitt zusammengetan hatte, doch der Direktor wollte Petrus nicht glauben, und seine Mutter auch nicht, und selbst, wenn der Hausmeister den Schlüssel verliehen hätte, war es immer noch völlig inakzeptabel, was Petrus ihm angetan hatte. Es sei nichts Geringeres als ein Akt der Aggression gewesen, weshalb der Hausmeister bei der Polizei Anzeige hätte erstatten können und Petrus sich glücklich schätzen könne, lediglich mit einer Suspendierung davonzukommen. Zwei Wochen hatte er zu Hause bleiben und Haushaltsarbeiten für seine enttäuschte Mutter erledigen müssen. Danach war er dazu verdammt, täglich einen Rucksack zu tragen, in dem wir für immer subtil anwesend bleiben sollten, denn er konnte es seiner Mutter nicht auch noch antun, den Rucksack nicht mehr zu wollen.

Seitdem kann er uns nicht mehr riechen, ohne wütend zu werden, vor allem dann nicht, wenn wir völlig unerwartet auftauchen, und weil er wegen des Verhörs auch noch nervös ist und mit aller Macht verhindern will, einen Wutanfall zu bekommen, verschränkt er die Arme und richtet seinen Blick starr nach unten.

Asif holt tief Luft. Da er jeden Tag nach dem Mittagessen eine Orange isst, bemerkt er uns so gut wie gar nicht mehr, aber er erkennt in Petrus' Körpersprache ein lehrbuchmäßiges Beispiel für das Verhalten eines labilen Verdächtigen. Einen Raum schaffen, keinen Druck ausüben, das ist jetzt der Schlüssel, denkt er. Um den Verdächtigen zu beruhigen, lehnt er sich zurück und führt seine Hand langsam zur Kaffeetasse, um einen Schluck zu nehmen, ohne zu begreifen, dass er durch die Bewegung seiner Hand, mit der er die Orange geschält hat, die Geruchssituation nur verschlimmert. Erneut dringen wir eindringlich in Petrus' Nase ein, und eine neue Welle der Wut brandet in ihm auf, die jetzt in zwei Richtungen ausschlagen kann: Er kann explodieren oder sie runterschlucken. Er schluckt sie runter. Die Wut setzt sich in seiner Nackenmuskulatur und seinem Gesicht fest. Aber es gelingt ihm nicht, sie vollständig zu unterdrücken, nicht jetzt, wo er gleichzeitig auf die Frage antworten soll, die Asif ihm stellt: »Erzählen Sie etwas über sich.« Sein Hals ist zugeschnürt, sein Mund ist zugeschnürt, sein Kopf; alles ist zugeschnürt. Petrus presst die verschränkten Arme noch fester an sich. Er sieht zu Boden, er sieht zur Decke, er sieht zur Seite, zu seiner Anwältin, aber er schafft es nicht, auch nur ein Wort herauszubringen. Er ist vollends in sich selbst gefangen.

Asif hebt die Augenbrauen. »Will er sich auf sein Schweigerecht berufen?«, fragt er Petrus' Anwältin, eine kräftige Frau mit kurzen grauen Haaren und einem dunklen Kostüm. »Oder brauchen Sie noch etwas Zeit?« Er schlägt vor, eine Pause einzulegen, damit Petrus und seine Anwältin sich beratschlagen können.

Liesbeth und Asif verlassen den Raum und lassen uns in einer nahezu nicht wahrnehmbaren Menge im Zimmer zurück.

»Herr Zwarts«, sagt die Anwältin, »Herr Zwarts. Was ist los? Was ist los mit Ihnen? Es ist wichtig, dass Sie versuchen, die Fragen zu beantworten.«

Seine Kiefermuskeln spannen sich an.

»Irgendwas hat Sie aus dem Konzept gebracht«, sagt sie. »Würden Sie mir erzählen, was passiert ist?«

Ein kurzes Zucken seines Kopfes.

»Haben Sie Angst?«

Wieder ein Nein.

»Ist es etwas, das wir besprechen sollten?«

Nein.

»Glauben Sie, dass Sie sich wieder beruhigen können?«

Er holt tief Luft.

»Hilft es Ihnen, zu schnaufen?«, fragt die Anwältin.

Er schnauft ein paar Mal.

»Gut so«, sagt sie.

Petrus denkt an Melodie. Er versucht sich an das zu erinnern, was sie in solchen Momenten immer sagt. Fühl dein Gefühl. Finde die Verbindung. Atme durch deinen Widerstand. Er atmet durch seinen Widerstand. Und plötzlich denkt er an eine Zigarette, was nicht an uns liegt, sondern an dem bisschen Zigarettenrauch, den Liesbeth im Raum hinterlassen hat, und er fragt, ob er vielleicht eine Zigarette haben kann. Ginge das vielleicht? Kurz eine rauchen? Aber seine Anwältin sagt, das sei nicht möglich, sie hätten nur ein paar Minuten Beratungszeit, sie befänden sich mitten im Verhör, die Kriminalbeamten könnten jeden Moment wieder reinkommen.

»Meinen Sie, es geht wieder? Ruhig ein- und ausatmen? Ich sitze neben Ihnen. Soll ich kurz wiederholen, was ich vorhin erklärt habe? Sie werden wahrscheinlich vor allem Fragen über Ihr Leben stellen, und die können Sie einfach ehrlich beantworten. Und das Gleiche gilt für Fragen zur letzten Nacht. Wenn Sie sich nicht sicher sind, können Sie immer um eine Beratungspause bitten. Ich sitze neben Ihnen, und ich werde sofort eingreifen, wenn etwas passiert, das nicht in Ihrem Interesse ist. Okay?«

Petrus sagt okay und dann kommen die Kriminalbeamten auch schon wieder rein, und mittlerweile sind die letzten Orangenrückstände zum Glück fast vollständig von Asifs Händen verschwunden, sodass unsere Anwesenheit ausreichend nuanciert bleibt, um Petrus nicht mehr fuchsteufelswild zu machen, und mit den Fragen von Asif und Liesbeth über seinen Alltag macht die Wolke von Erinnerungen an seine Schulzeit Platz für eine andere Wolke, ohne Männer und Jungs, aber mit Frauen, drei Frauen, zwei älteren und einer jungen. Die Kriminalbeamten möchten von ihm wissen, wie er diese Frauen kennengelernt hat und warum er mit ihnen zusammengezogen ist; wie er zu dieser Entscheidung kam. Petrus atmet ein und aus, sein Bewusstsein durchsucht die Wolke und versucht eine Antwort zu formulieren.

Warum ist er mit ihnen zusammengezogen? Er weiß es nicht. Das ist einfach so passiert. Er war mal wieder irgendwo wegen einer Meinungsverschiedenheit gefeuert worden und hatte beschlossen, eine Therapie zu machen, um zu lernen, seine Wut zu kontrollieren. In der Bücherei hatte er dann einen Flyer über Gefühls- und Musiktherapie entdeckt. Da er nicht so gerne redet, aber gerne Musik hört, hatte er gedacht, das könne was für ihn sein, also hatte er einen Termin mit Melodie ausgemacht. Zuerst waren es nur kurze Sitzungen, doch nach und nach wurden sie immer länger, manchmal redeten sie stundenlang und machten Übungen. Es kamen Gruppensitzungen mit anderen Kunden von Melodie dazu, Sitzungen, die manchmal ganze Tage in Anspruch nahmen, aber das machte nichts, denn er hatte ja genügend Zeit. Und dann hatte Melodie ihm vorgeschlagen, eine ganze Woche mitzumachen. Eine ganze Woche zusammen wegzufahren, in ein großes Haus in den Wäldern bei Nunspeet, um ihr Verhältnis zueinander zu untersuchen.

Während dieser Woche wurden alle möglichen Emotionen durchlebt. Es wurde geschrien, geweint, gelacht, vorsichtig berührten sie einander, wenn Melodie sagte, sie dürften sich an den Händen halten. Dann lächelten sie alle, und jeder stimmte zu, dass das ein schöner Moment war, ein Moment der Verbindung. Nach einer Woche, oder vielleicht waren es auch zwei Wochen gewesen, er kann sich nicht mehr so genau daran erinnern, war der Urlaub vorbei, und als alle ihre Sachen gepackt hatten und im Begriff waren, abzureisen, hatte Melodie sie alle noch einmal zusammengerufen. Sie saßen im Kreis auf dem Rasen hinter dem Haus, das Gepäck zu einem großen Haufen gestapelt, während Melodie ihr Anliegen vortrug. Sie glaube, das Ganze hier könne mehr bedeuten, habe viel mehr Potenzial, jeder könne unbeschreibliche Höhen und Tiefen erreichen, wenn sie das hier länger machen würden, wenn sie das hier zu ihrem Lebensentwurf machen könnten, und deshalb habe sie beschlossen, ihr Haus für jeden Interessenten zu öffnen. Wer wolle, dürfe bei ihr einziehen, um diesen Weg zusammen weiter zu beschreiten.

Es trat eine langanhaltende Stille ein. Manche Leute schauten weg, andere stellten Fragen. Wie viele Leute passen in dein Haus? Woher soll das Geld kommen? Wo sollen wir schlafen? Melodie sagte: »Dafür werden wir schon Lösungen finden. Wer mitmachen möchte, kann mitmachen. Sollte das Haus zu klein sein, können wir uns etwas Größeres suchen. Sollte es Probleme geben, werden wir die zusammen so lange angehen, bis alle zufrieden sind. Alle, die nicht mitmachen wollen, können von mir aus jetzt den Kreis verlassen und abreisen. Kein böses Blut, wirklich nicht. Aber vielleicht ist es dann sinnvoll, die Frage mit nach Hause zu nehmen, wovor ihr eigentlich davonlauft. Und wie lange ihr noch davonlaufen wollt.«

Und Petrus wollte nicht mehr davonlaufen. Er wollte kein Davonläufer sein. Ich bin kein Davonläufer, dachte er, ich bin ein Kämpfer. Also blieb er. Kurz dachte er, er wäre der Einzige, aber als fast alle den Kreis verlassen hatten, sah er, dass auch Muriel sitzen geblieben war. Und wie selbstverständlich hatten sie ihre Taschen genommen und waren mit Melodie mitgegangen.

Anfangs wirkte es wie eine Fortsetzung des Urlaubs. Melodie hatte vorgeschlagen, genauso wie im Urlaub auf Luftmatratzen zu schlafen, nebeneinander im Wohnzimmer. Sie schliefen gemeinsam, sie standen gemeinsam auf. Sie verbrachten gemeinsam den Tag. Muriel hatte genauso wie er keine Arbeit, oder besser gesagt: Sie hatte einen Job, aber hatte sich langfristig krankgemeldet, also hatten sie viel Zeit. Nach einer Woche ging Petrus noch mal zu seiner alten Wohnung, um ein paar Sachen zu holen. Er kündigte den Mietvertrag, und am Tag der Schlüsselübergabe stellte er sein restliches Hab und Gut zum Sperrmüll.

»Wie schön«, hatte Melodie gesagt. »Wie schön, dass es euch so gut gelingt, euer altes Leben loszulassen. Dadurch verliert ihr ganz viel Ballast. Den seid ihr erst mal los.«

Sie machten nicht viel außer essen, schlafen, singen und reden. Viel reden. Vor allem Muriel redete wie ein Wasserfall.

Eine Woche, nachdem er und Muriel eingezogen waren, kam Elisabeth dazu. Schweigend, fast unbemerkt, hatte sie sich der Gruppe angeschlossen. Sie sprach noch weniger als er selbst. Elisabeth und er waren die Stillen.

»Ihr versperrt euch«, sagte Melodie, wenn sie der Meinung war, dass sie zu wenig sagten. »Ihr durchtrennt den Kontakt.«

Den Kontakt zu durchtrennen war falsch. Und um ihnen dabei zu helfen, in Kontakt zu bleiben, schrieb Melodie mit Buntstift Sätze auf kleine Zettel, die sie im Kopf aufsagen sollten. »Ich bin mit der ganzen Welt verbunden.« »Der andere ist ein Spiegel meines tiefsten Selbst.« »Ich kann mein Herz für jeden öffnen.«

»Petrus?«, sagt Asif. »Hast du die Frage gehört? Warum hast du dich der Gruppe angeschlossen, kannst du dazu etwas sagen?«

Petrus blickt auf. »Für meine Entwicklung. Um zu lernen, besser in Kontakt zu treten. Und um zu lernen, mit meinem Widerstand umzugehen.«

Die Kriminalbeamten stellen weitere Fragen, und Petrus bemüht sich, die richtigen Antworten zu geben. Er hört sich selbst reden; Sätze, die aus Melodies Mund zu kommen scheinen, und von denen er glaubt, sie zu glauben, aber von denen er gleichzeitig nicht genau weiß, was sie bedeuten.

Erst ganz zum Schluss kommt Elisabeth zur Sprache. Elisabeth, die wirklich nicht gut darin war, in Kontakt zu treten. Die sich kaum zu bewegen traute, nie selbst das Wort ergriff. Die so wenig Raum einnahm, dass sie manchmal vergaßen, dass sie da war. Nur wenn sie mit ihren Buntstiften etwas ausmalte, sah er hin und wieder ein kleines Lächeln in ihrem Gesicht.

»Schön, Elisabeth«, sagte Melodie dann. »Lass es ruhig zu. Das ist erlaubt, es ist erlaubt, sich gut zu fühlen.«

Elisabeth war eine Art Haustier für Melodie, ein Wesen, das zwar lebte und atmete, wie sie alle, mit dem sie aber doch nicht auf der gleichen Ebene sprechen konnte, denkt Petrus. Aber gegenüber den Ermittlern hält er mit seiner Meinung hinterm Berg. Er sagt, es sei ihr schwergefallen, in Kontakt zu treten, sie sei oft sehr schweigsam gewesen, aber er habe schon das Gefühl gehabt, dass ihr das Leben in der Gruppe gutgetan hätte.

»Und Ihre Diät? Können Sie darüber mehr erzählen?«

»Diät?«

»Stimmt es, dass Sie aufgehört haben, zu essen?«, will Liesbeth wissen.

Und erneut antwortet er mit Wörtern, die nicht seine zu sein scheinen. Nahrung loslassen, reiner werden, nicht mehr nehmen, als man wirklich braucht.

»Können Sie etwas über die letzte Nacht erzählen, als Elisabeth krank wurde?«

Widerwillig erzählt er davon.

»Haben Sie darüber nachgedacht, einen Arzt zu rufen?«

»Wir fanden, dass das nicht nötig war.«

»Wer fand, dass das nicht nötig war?«

»Melodie war bei ihr.«

»Haben Sie über die Möglichkeit gesprochen?«

»Welche Möglichkeit?«

»Die Möglichkeit, einen Arzt zu kontaktieren.«

»Nein.«

»Und Sie haben selbst auch nicht daran gedacht?«

»Nein.«

»Und dachten Sie, dass sie sterben könnte?«

»Daran habe ich nicht gedacht, nein.«

»Also dachten Sie, sie würde das schon überleben?«

»Nein, das dachte ich auch nicht.«

»Und was dachten Sie sich dann?«

Petrus denkt nach. »Nichts«, sagt er.

Liesbeth richtet sich auf. »Ihre Mitbewohnerin stirbt vor Ihren Augen, und Sie denken an nichts?«

Asif schaut zur Seite und macht eine besänftigende Geste, und kurz befürchten wir, die Bewegung könnte bei Petrus einen neuen Wutanfall auslösen, aber Petrus riecht uns nicht mehr. Er ist müde. Müde vom Reden über Sachen, über die er nicht reden will.

»Ich habe versucht, anwesend zu sein«, sagt er. »Im Moment.«

Liesbeth wechselt einen Blick mit Asif und schaut auf ihre Armbanduhr, und ohne es zu wissen, bringt sie damit einen anderen Geruch in die Luft zurück und somit in Petrus' Bewusstsein: Zigarettenrauch.

Er schaut seine Anwältin an. »Ich möchte eine Zigarette haben. Ich möchte eine Pause, und ich möchte eine Zigarette. Und ich berufe mich auf mein Recht zu schweigen, bis ich geraucht habe.«

8

Wir sind Klang und Liebe. Selbst hätten wir einander wahrscheinlich niemals auserwählt, aber seit wir zusammen auf einem Schild neben der Tür von Melodies Haus stehen, verbunden durch ein Und-Zeichen, haben wir einander immer mehr zu schätzen gelernt. Haben wir einander lieben gelernt, würde Liebe sagen, aber Klang denkt eher in Resonanzbegriffen, was ihm zufolge anklingen lässt, dass wir immer noch nicht in allen Bereichen auf der gleichen Wellenlänge sind, aber wir kommen trotzdem gut miteinander aus. Auch in einer arrangierten Ehe kann sich eine tiefe Zuneigung entwickeln, denkt Liebe dann, und Klang wirft zurück, dass er es eher als eine unerwartete Harmonie betrachtet.

»Ich möchte etwas finden, das unser Wesen beschreibt«, hatte Melodie gesagt. Zusammen mit ihren neuen Mitbewohnern saß sie im Wohnzimmer auf dem Boden. »Etwas, das uns allen wichtig ist, das uns alle inspirieren kann. Ich habe selbst an Liebe gedacht, denn darum geht es bei uns doch am Ende, denkt ihr nicht auch? Liebe für uns selbst, füreinander, und für die Welt. Und auch darum, immer stärker zu erfahren, dass diese drei Bereiche auf einer tieferen Ebene das Gleiche sind.« Sie sah ihre Mitbewohner an. »Was denkt ihr?«

Muriel nickte. »Schön, ja. Wohngruppe Liebe. Oder Die Liebe? Oder Wohngruppe der Liebe? Oder Haus. Haus der Liebe.«

Sie suchte die Blicke der anderen beiden. Petrus' Gesichtsausdruck konnte sie nicht deuten; Elisabeth sah stirnrunzelnd auf ihre Hände.«

»Prima«, sagte Melodie. »Sehr schön, dass du so gut mitdenkst, Muriel. Toll, dass du dich selbst einbringst. In dieser Gruppe haben wir alle eine Stimme, und wir dürfen alle gehört werden. Also ganz toll, dass du diesen Raum auch fühlst und füllst.« Sie schloss ihre Augen, atmete langsam und deutlich hörbar ein und aus, und blickte erneut in die Runde. »Ja. Also Liebe, da sind wir uns alle einig. Und was mir auch noch wichtig ist, uns, ist Musik. Abstimmung. Klang. Klang ist so ein kraftvolles Mittel, um miteinander in Kontakt zu treten. Um die Energie der Liebe wirklich zu spüren. Das habt ihr ja auch schon selbst erfahren.«

»Das ist auch schön, ja«, sagte Muriel. »Wohngruppe Liebe und Klang.«

»Ja«, sagte Melodie nickend, »Ja. Ich verstehe, dass du es so sagst, denn Liebe ist in gewisser Weise natürlich am wichtigsten. Liebe ist eher der Zweck, und Klang das Mittel. Aber ich selbst hatte überlegt, es andersherum zu machen. Wegen des Rhythmus. So etwas fühle ich. Also Wohngruppe Klang und Liebe. Was denkt ihr? Petrus? Elisabeth?«

Und so wurden wir für die neue Wohngruppe von Melodie zu einem Namen vereint, mir nichts, dir nichts, an einem verregneten Dienstagnachmittag. Und als Liebe bei Klang später vorsichtig nachhorchte, ob es ihn nicht verletzt habe, als weniger wichtig abgestempelt zu werden, erwiderte Klang, er sei letztendlich vorne platziert worden, auch noch mit dem Argument, der ganze Name klinge dann besser, und somit sei Liebe in der Theorie vielleicht als wichtiger eingestuft worden, aber

Klang habe in der Praxis den Ausschlag gegeben, ein Muster, auf das wir in den Anfangsjahren der Wohngruppe öfter stoßen sollten: In der Theorie war Klang ein Mittel zur Liebe, aber in der Praxis wäre Liebe hin und wieder gerne ins Abseits gestellt worden, wenn es um das Erreichen des richtigen Klangs ging.

Melodie hatte vorgeschlagen, gemeinsam zu musizieren, um auf diese Weise die Liebe füreinander zu nähren. Und sie wollte mit den anderen zusammen auftreten, um diese Liebe in die Welt zu tragen.

»Irgendwann kann das für uns auch eine Möglichkeit sein, Geld zu verdienen«, fügte sie hinzu, etwas, das Liebe mit all ihrem Wohlwollen zu glauben bereit war, woran Klang von Anfang an jedoch große Zweifel hatte, weil Muriel keinen einzigen Ton halten konnte. Unmusikalisch, schlussfolgerte Klang entschieden, als er Muriel bei der ersten A-cappella-Gesangsprobe singen hörte, und Liebe bemühte sich, das Urteil etwas abzuschwächen, aber Klang beharrte auf seinem Standpunkt und erklärte, das sei kein Urteil, sondern eine Tatsache. Man könnte das mit Blindheit oder Legasthenie vergleichen, sagte er, eine angeborene Anomalie, eine fehlende Verschaltung im Gehirn – Klang konnte auch nicht genau sagen, worin die Ursache dafür lag, aber die Unzulänglichkeit war unverkennbar. Und ganz gleich, wie freundlich und geduldig Melodie es auch erklärte, vorsang, erklärte und noch mal vorsang, und wie gewissenhaft Muriel auch übte, nicht nur während der Proben, sondern auch in ihrer Freizeit, wenn sie die Küche putzte oder im Garten Unkraut jätete, wirklich sauber wurde es nicht, und Melodie konnte vor lauter Frust darüber gehörig an die Decke gehen. Auch Petrus fiel es schwer, nicht die Geduld zu verlieren; er fand meistens sofort den richtigen Ton, und wenn dann alles zum soundsovielten Mal wiederholt werden musste, damit Muriel mithalten konnte, wurde es ihm manchmal wirklich zu viel. Dann flüchtete er nach draußen, zum Abkühlen in den Garten, oder er lief stampfend nach oben, und dann ging Melodie ihm hinterher, um den Chor wieder zu vervollständigen. Liebe lässt sich nicht leicht dazu hinreißen, etwas Negatives über jemanden zu sagen, aber die Art, wie Klang sie seufzen hörte, zeigte ihm, dass sie es wirklich nicht leicht hatte mit all der Reibung und den Streitereien, und um sie ein bisschen zu trösten, sang Klang ihr dann oft ein Liebeslied vor.

Nachdem sie sich ein paar Monate mit dem Singen abgequält hatten, führte Melodie instrumentale Proben ein. Sie hatte vier Lauten und vier Viole da Gamba besorgt und brachte den anderen bei, sie zu spielen. So könnten sie lernen, sich noch besser aufeinander abzustimmen, sagte sie. Die Saiten der Laute glitten unter Petrus' schwitzigen Fingern weg, es gelang ihm nicht, und er wollte das Ding am liebsten in die Ecke schleudern. Melodie sagte: »Atme hindurch. Atme durch den Widerstand.« Und manchmal atmete er dann durch den Widerstand, aber oft hielt er es doch nicht aus, und dann pfefferte er seine Laute auf das Sofa und stampfte aus dem Zimmer.

»Macht nichts«, sagte Melodie dann zu den anderen beiden, die sie hinter ihren Lauten belämmert ansahen. »Da muss er jetzt durch. Er hat nie gelernt, wie ein Erwachsener mit dem Scheitern umzugehen. Das wird schon wieder. Lasst uns einfach noch mal mit dem ersten Takt anfangen.«

Unermüdlich gab sie ihren Mitbewohnern Musikunterricht, und unermüdlich führten sie Gespräche über Gefühle, denn auch das war eine wichtige Aktivität im Leben der Gruppe.

Nichts, was man fühlte, war Melodie zufolge falsch. Gefühle waren immer gut und lehrreich, auch wenn geschrien oder geweint oder mit Türen geschlagen wurde, denn durch das Fühlen und Teilen der Emotionen konnte man erst wirklich Kontakt herstellen, und so brachte sie jeder Streit einander ein bisschen näher. Wobei es ihr zufolge viel Sicherheit gab, dass sie sich alle bedingungslos füreinander und für die Gruppe entschieden hatten. »Denn dadurch kann man sich immer sicher sein, dass man da zusammen drinhängt und da auch zusammen rauskommt.«

Und das Letzte gilt auch für uns, denn in all den Jahren haben wir beide doch auch so einige Schwierigkeiten überwinden müssen. Als Klang völlig am Ende war, weil Melodie per se nur noch Renaissancemusik spielen wollte, auch noch schlecht ausgeführt, ohne klaren Rhythmus, ausschließlich mit langen, anhaltenden Tönen, war Liebe mit ihren tröstenden Armen da. Und andersrum war Klang für Liebe da, als sie wieder einmal mit Bedauern zusehen musste, wie Melodie die anderen zusammenrief, weil sie es für eine gute Idee hielt, wenn alle mal eben ihre Gefühle benennen würden, obwohl nicht zu übersehen war, dass zwei dabei waren, die darauf absolut keine Lust hatten, woraufhin Petrus sagte, er fühle Beklemmung und Zwang, und Melodie antwortete, dass sie sich dadurch sehr verletzt fühle, und ihn fragte, was das mit ihm mache, wonach Petrus mit sich selbst in Konflikt geriet, weil er einerseits nicht über sein Gefühl reden wollte, nur weil Melodie das gerade so bestimmt hatte, er aber andererseits inzwischen vor Wut fast überkochte, und deshalb verdammt hart arbeiten musste, um dieses Gefühl in sich zu behalten und weiter schweigend in seinen Kräutertee zu starren, vor allem, als Melodie Muriel dann fragte, wie sie sich durch Petrus' Verhalten eigentlich fühle, und Muriel antwortete, dass Petrus' Verschlossenheit sie ziemlich traurig mache, sodass Petrus, nachdem Melodie ihn gefragt hatte, wie er sich dabei fühle, dass er dieses Gefühl bei Muriel auslöste, sich dazu gezwungen sah, das Teeglas an die Wand zu schmettern. Wenn Liebe kurzzeitig die Nase voll hatte von solchen Interaktionen, lenkte Klang sie mit einem fröhlichen Musicalklassiker oder einem vergessenen Hit aus den fünfziger Jahren ab, oder einfach mit tröstenden Lauten.

Und Liebe möchte noch hinzufügen, bevor hier ein völlig negatives Bild von Melodie entsteht, dass ihr Durchhaltevermögen wirklich lobenswert war. Auf ihre eigene, vielleicht nicht immer so effektive, aber doch sehr hingebungsvolle Art ist sie uns immer treu geblieben. Trotz Muriels musikalischem Unvermögen, trotz Petrus' Wutanfällen, trotz Elisabeths Schweigsamkeit. Und vieles hat auch funktioniert: Es ist ihr gelungen, den anderen dreien beizubringen – freilich nie lupenrein, aber ziemlich nahe dran –, mehrstimmig zu singen, Laute zu spielen, und Viola da Gamba. Einfache Stücke, aber immerhin. Sie hat ihre Ambitionen nach unten korrigiert; es gewagt, die Gruppe, so unvollkommen sie auch war, auftreten zu lassen. Sogar das Geldverdienen mit Musik ist ihr zu Beginn mehr oder weniger gelungen, als sie mit Muriels Hilfe, die gut formulieren konnte, Fördergelder beantragt und bekommen hatte, um mit der Gruppe Musik an Grundschulen zu machen. Das hätte Klang nach der ersten Probe nie für möglich gehalten. Und auch Liebe kam manchmal doch zum Zuge, wenn Melodie und die anderen an Sommerabenden im Garten saßen, um sich von allen Proben und Gesprächen auszuruhen, wenn sich kurz ein Raum öffnete, dann konnte Liebe wirklich spüren, dass sie trotz aller Querelen gelernt hatten, einander zu lieben, und das war doch wirklich etwas Besonderes. Auch wenn es schade ist, dass am Ende alles so aus dem Ruder gelaufen ist. Dass wir aus dem Gleichgewicht gekommen sind. Liebe hatte sich doch geirrt, was die Bedeutung von Klang anbelangte, denn insgeheim hatte sie gedacht, ihre universelle Kraft würde ausreichen, um die Welt aufrechtzuerhalten. Klang sah das anders; der fand schon immer, dass Liebe ziemlich abstrakt war. Nicht, dass er sie nicht wichtig fand, oder solch ein universelles Prinzip nicht schön, aber so etwas hilft nicht wirklich dabei, konkrete Entscheidungen zu treffen und zu beschließen, was man den ganzen Tag lang machen soll, dachte Klang. Und Menschen müssen doch etwas zu tun haben, sagte er. So schön du auch bist, Liebe, von dir kann man nicht leben.

Und widerwillig musste Liebe Klang recht geben. Denn als die Auftritte seltener wurden, als die Krise kam, als es keine neuen Fördergelder für das Grundschulprojekt gab und sie zu viert auf Elisabeths Sozialhilfe angewiesen waren, entstand langsam eine nagende Leere. Mit den Proben ging es bergab. Sie sangen zwar immer noch täglich, aber es geschah weniger oft, weniger zielgerichtet. Es gab keine Dringlichkeit mehr. Das war die Zeit, in der sie sich allmählich immer mehr mit dem Thema Essen beschäftigten. Im Namen der Liebe, sozusagen, aber glaubt nicht, sie hätten Liebe gefragt, Klang kann das rundheraus bezeugen. Und das war rückblickend der Anfang vom Ende, glauben wir. Auf jeden Fall von Elisabeths Ende. Hätten sie einfach weiter auf Klang gehört, dann wäre nicht alles so dermaßen schiefgegangen, sagt Klang oft kopfschüttelnd zu Liebe. Dann hätte Elisabeths Leben vielleicht nicht in einem frühzeitigen Schlussakkord geendet. Und Liebe nickt, ein bisschen bewundernd, auch wenn sie das nie laut sagen würde, denn sie weiß, dass er nicht mit Komplimenten umgehen kann, aber von innen glüht sie insgeheim, wenn sie ihn so weise reden hört, und bei sich denkt sie: Wie treffend er das doch wieder formuliert, der liebe Klang. Ich selbst hätte es nicht schöner klingen lassen können.

9

Wir sind die Eltern. Eigentlich der Vater, der Vater von Elisabeth und Melodie, aber ihre Mutter hat bestimmt keine Einwände dagegen, dass ich für uns beide spreche. Aufrecht gegen das Kissen gelehnt sitze ich auf meiner Seite unseres Ehebetts und warte darauf, dass die zweite Ziffer des digitalen Weckers auf dem Nachttisch von der Fünf auf die Sechs springt und ich mir endlich gestatten kann, aufzustehen. So lautete unsere Absprache immer, weil Hansje gerne etwas länger schlief, und auch, wenn sie jetzt in einem anderen Bett schläft, in einem anderen Haus, wo es Menschen gibt, die sie pflegen können, will ich diese Vereinbarung nicht einfach brechen, so als wäre sie längst ausgemustert worden. Und überhaupt, was habe ich davon, in aller Herrgottsfrüh auf den Beinen zu sein? Die Zeitung ist noch nicht da, und zum Frühstücken ist es zu früh. Am liebsten würde ich noch mal kurz einschlafen, aber das klappt bestimmt nicht mehr, vor allem nicht bei dieser Hitze. Trotz Durchzug hat es hier über Nacht so gut wie gar nicht abgekühlt.

»Jetzt, wo Mama weg ist, könntest du auch darüber nachdenken, unten zu schlafen«, hatte Johan nach ihrem Umzug gesagt. »Dann musst du auch nicht immer die Treppe rauf und runter.«

Ein verlockender Gedanke, aber dann würde ich Hansje

erst recht verraten, wenn ich, kaum dass sie weg ist, das ganze Haus nach meinen Wünschen und Vorstellungen neu einrichten würde. Und außerdem will ich mich nicht meinem Alter geschlagen geben, noch bevor der Kampf überhaupt ausgefochten wurde. Solange ich die Treppe hoch und runter komme, gehe ich die Treppe hoch und runter.

Aber jetzt gerade sitze ich noch im Bett, auf dem verschwitzten Laken, und versuche meine Gedanken zu dieser Angelegenheit zu ordnen. Die Neuigkeit, dass Elisabeth gestorben ist und Melodie im Gefängnis, hat mich ganz schwindelig gemacht. Ich war nicht traurig, nicht wütend, mir war einfach nur schwindelig. Ein wichtiger Orientierungspunkt wurde ausgelöscht: die Sicherheit, dass unsere Kinder, auch wenn sie sich ganz anders entwickelt haben, als wir gehofft hatten, für sich selbst sorgen konnten, und wenn nötig, füreinander.

Zum Glück haben uns die anderen drei, was das betrifft, nie enttäuscht. Vor allem Johan nicht. Johan ist schon immer der Fels in der Brandung gewesen, für alle um sich herum. Ich wüsste gar nicht, was wir ohne ihn machen sollten. Sobald Melodie aufgelegt hatte – sie konnte nicht lange reden, die Polizei war bei ihr, und sie durfte nur die wichtigsten Fakten über die Verhaftung mitteilen –, habe ich ihn angerufen. Es war mitten in der Nacht, aber er hat sofort abgenommen. Er ist einfach so ein zuverlässiger, guter Junge.

»Wie traurig, Papa. Echt traurig. Das hast du nicht verdient. Das haben wir nicht verdient.« Er verstummte kurz. »Du machst dir bestimmt schon Sorgen wegen der Beerdigung. Das werden wir schon alles regeln. Aber erst morgen, Papa. Das machen wir morgen. Glaubst du, du kannst allein schlafen, oder soll ich vorbeikommen?«

»Ach nein, das ist nicht nötig, Junge. Das ist wieder so ein weiter Weg für dich. Und dann verlierst du morgen wieder einen halben Arbeitstag.«

»Das macht nichts, ich habe morgen keine Termine, und zufällig ist die Predigt für Sonntag schon so gut wie fertig.«

»Oh gut, na ja, das ist schön. Aber bist du dir sicher –«

»Ja, ich bin mir sicher. Ich komme vorbei.«

So einen Sohn, so einen fürsorglichen Sohn, so aufopferungsvoll, was seine Arbeit angeht, aber auch uns, so einen würden wir jedem wünschen.

Eine halbe Stunde später war er hier, und am nächsten Tag haben wir recherchiert, wie das mit der Beerdigung aussieht, besser gesagt: Johan hat ein paar Telefonate mit einem Freund geführt, den er noch von seinem Disput kennt, ein hohes Tier unter den Strafverteidigern, und dann hat er noch mit einem anderen Freund vom Zivilrecht gesprochen. Mir sind die juristischen Details schon wieder entfallen, aber es ging vor allem um die Frage, ob Melodie freigelassen wird, bevor Elisabeths Körper freigegeben wird, denn dann müssten wir zusehen, dass wir vor Melodie die Bestattungsgenehmigung bekommen, aber wenn Melodie länger festgehalten werden sollte, könnten wir ohne den ganzen Zirkus mit ihr an die nötigen Behörden herantreten, um die Beerdigung zu organisieren, der Melodie dann nicht beiwohnen könnte, was für sie natürlich sehr schmerzvoll wäre, aber das wäre für alle Beteiligten wegen der Vorgeschichte vielleicht das Beste.

Als Eltern wurde uns auf vielen Ebenen die Schuld an den Problemen von Elisabeth und Melodie gegeben. Über all das, was wir Melodie zufolge falsch gemacht haben, und alles, was wir versäumt haben, könnte ich ein Buch schreiben. Aber ich habe keine große Lust, Details unseres früheren Familienlebens mit anderen zu teilen. Ist auch nicht nötig. Das kann man getrost Melodie überlassen. Es würde mich nicht wundern, wenn sie uns auch noch die Schuld an Elisabeths Tod in die Schuhe schiebt. Was Melodie betrifft, kann mich nichts mehr überraschen.

Aber Melodie lebt noch. Elisabeth ist tot. Komisch, wie viel man von seinen Kindern vergessen kann. Wenn man mich nach Elisabeths ersten Schritten, dem ersten Wort, das sie gesagt hat, fragt: Ich wüsste es nicht. Elisabeth war Elisabeth. Ruhig, verantwortungsbewusst, intelligent. Nach Johannes, Johan, war sie unser erstes Mädchen. Aber was für ein Mädchen genau, das weiß ich nicht mehr. Selbst an Elisabeths Gesicht von dem Familienfoto, das bis zu Hansjes Umzug immer auf ihrem Nachttisch stand, kann ich mich kaum erinnern. Melodies Gesicht hingegen könnte ich perfekt nachzeichnen, den geraden Pony, den sie damals hatte, und den strengen Gesichtsausdruck.

Wir hatten nie Lieblingskinder, jedes unserer Kinder hatten wir gleich lieb, aber das eine Kind benötigt manchmal mehr Aufmerksamkeit als das andere. Und Melodie, unser drittes Kind, das mittlere von fünf, hatte von Anfang an unsere volle Aufmerksamkeit. Sie war nicht die Schlauste von den Kindern, das bestimmt nicht, aber sie hatte so etwas an sich, als würde sie die Sachen auf eine andere, erwachsenere Art verstehen. Schon in sehr jungen Jahren hatte sie das, noch bevor sie sprechen konnte. Dann saß sie im Kinderstuhl, Pudding über das ganze Gesicht verteilt, und sah uns an, als könnte sie jeden Moment eine Frage über Gottes Existenz stellen, oder über die Bedeutung der Erbsünde. Und sie war die Einzige, die auf die

Schallplatten reagierte, die wir aufgelegt haben, wenn wir sonntags aus der Kirche kamen. Die Einzige, die wirklich ein Gespür hatte für die Schönheit von Bach, Mahler, Sibelius und all unseren Lieblingskünstlern. Die aufmerksam zuhörte, wenn wir die Namen der Instrumente aufzählten, die zu hören waren. Geige, Oboe, Cello, Querflöte, Cello, Cello.

»Schejo. Schejo.«

»Was hast du gesagt, hast du Cello gesagt?«

»Schejo.«

»Cello, sie sagt Cello!«

»Schejo.«

Das war ihr erstes Wort. Cello. Wirklich. Erst danach kamen Papa und Mama.

Sie war ein besonderes Kind. Und eine geborene Musikerin. Nicht wegen ihres Namens, auch wenn ihre Mutter das gerne glaubte. Ich selbst hätte lieber einen anderen, einen traditionelleren Namen gewählt. Clara zum Beispiel, oder Alma. Aber ihre Mutter bestand darauf, sie Melodie zu nennen. Sie hatte nicht immer den besten Geschmack, unsere Hansje, sie war sehr leicht zu beeinflussen. Ihre Cousine aus Kanada hatte ihre Tochter Melody genannt, und als Hansje das in einem ihrer Briefe las, wollte sie unser drittes Kind, wenn es ein Mädchen werden würde, unbedingt Melodie nennen, und davon ließ sie sich nicht mehr abbringen.

»Ich bin ihre Mutter«, sagte sie, »und du hast schon die Namen von Johan und Elisabeth ausgesucht.« Was nicht stimmte, denn die hatten wir einfach nach dem Großvater väterlicherseits und der Großmutter mütterlicherseits benannt, so wie sich das gehörte.

»Wer hat das Kind die letzten dreiundzwanzig Wochen

tragen müssen? Wer wird es die nächsten Monate tragen? Und wer wird es bald gebären müssen? Und stillen? Du ja wohl kaum, oder?«

Es waren äußere Einflüsse, die sie dazu brachten, so zu reden. Ihre Cousine aus Kanada, die hier in den Niederlanden ihre Ausbildung zur Erzieherin gemacht hatte und sich jetzt auf einem abgelegenen Bauernhof die Zeit damit vertrieb, Frauenzeitschriften zu lesen und aufwieglerische Briefe an Hansje über Frauenrechte und die Gefahr, die unsere modernen Landbaumethoden bargen, zu schreiben. Letzteres hatte die Cousine aus einem Buch, das *Der stumme Frühling* hieß, ihr zufolge eins der wichtigsten, aktuellen Bücher, und Hansje hatte es sofort gekauft, einfach so vom Haushaltsgeld, ohne darüber nachzudenken. Ein deprimierendes Buch, voller unfundierter Behauptungen über den angeblich schädlichen Effekt der technischen Errungenschaften, die so wichtig für den Wiederaufbau unseres Landes gewesen sind. Aber Hansje hatte den Köder geschluckt und sogar einen Satz vom Buchumschlag abgeschrieben, den sie über Melodies Bett hängte. »Voller Liebe beugt sich der Mensch über die Wiege seines Kindes … und lässt gleichzeitig zu, dass seine Nahrung vergiftet wird. Wie lange noch?«

Hansje entwickelte allerlei Ansichten, das war nicht immer einfach und sicherlich keine große Hilfe, was die Erziehung betrifft. Sie war ihre Mutter, also wollte ich ihr nicht in den Rücken fallen. Aber sie fiel mir in den Rücken. Wenn ich fragte, warum Maarten in Mathe eine Vier bekommen hatte, und keine Zwei, sagte sie, eine Vier sei gut genug. Wenn ich Melodie dazu anspornte, die Tonleitern sorgfältiger zu üben, fand sie das Gefühl wichtiger als die richtigen Noten. Auf die Frage, warum sie meine Hemden ungebügelt in den Schrank gehängt hatte, antwortete sie, sie sei mit einer Studie über die Schadstoffe in Waschmitteln beschäftigt gewesen, und ein paar Falten hätten doch vielleicht auch etwas Fröhliches. Und sie versuchte, unseren Kindern alles Mögliche über die Vernichtung der Natur durch die Industrie weiszumachen. Was die Erziehung angeht, sah ich es also oft als meine Pflicht an, ein Gegengewicht darzustellen. Dann machte ich einen Witz, um auf eine ungezwungene Art deutlich zu machen, wer recht hatte. Das machte sie manchmal rasend, richtig wütend wurde sie dann, vor allem, wenn die Kinder darüber lachten.

»Ich lasse mich nicht einfach wegrationalisieren«, rief sie dann. »Ich bin keine Null.«

»Ach, eine Null ist auch eine schöne Zahl«, habe ich geantwortet und meinen Kindern zugezwinkert. »Du musst nur die Luft rauslassen, dann bist du mir nichts, dir nichts wieder eine Eins.«

Und dann lagen die Kinder vor Lachen mal wieder unterm Tisch. Nur Elisabeth schien sich mehr für ihr Essen zu interessieren, und Melodie schaute von mir zu Hansje und zurück, und fragte, ob sie aufstehen dürfe, um zu lernen.

Hansje. Gott hab sie selig. Auch wenn sie natürlich noch nicht tot ist. Aber sie ist schon länger hinüber. Von ihrem früheren Starrsinn ist nur noch wenig übrig. Sie hat ohne Umschweife zugstimmt, in ein Altenheim zu ziehen. »Wenn das für alle das Beste ist, dann ist das wohl für alle das Beste«, hatte sie gesagt, als ich es ihr erklärt hatte, und obwohl sie sehr traurig war, als wir uns am ersten Abend verabschieden mussten, war sie ansonsten sehr kooperativ.

Wäre das doch nur schon früher öfter der Fall gewesen.

Hätte sie mal ein bisschen besser zugehört, als ich sagte, wir dürften die Kinder nicht so verwöhnen. Dass wir Melodie nicht auf die Schulter klopfen sollten, wenn sie das nicht verdient hatte. Hätte sie nur verstanden, dass Talente sich nicht voll entfalten können, wenn Kinder nur Umarmungen und Komplimente bekommen. Dann wäre es viel einfacher gewesen, Vater zu sein. Dann hätte ich nicht als Einziger die Verantwortung tragen müssen, die Kinder auf die Zukunft vorzubereiten. Gute Leistungen zu belohnen, aber auch auf schlechte Leistungen hinzuweisen und das Kind mit sanfter, aber resoluter Hand in die richtige Richtung zu dirigieren. Dafür zu sorgen, dass sie alle ihre Hausaufgaben machten, und Melodie darüber hinaus auch genug Cello übte. Es ist nicht immer einfach gewesen, stets der strenge Elternteil sein zu müssen.

Manchmal frage ich mich, wie es gewesen wäre, wenn ich mich für eine andere Frau entschieden hätte. Einen nüchterneren, tüchtigeren Typ. Wenn Melodie und Elisabeth eine andere Art Mutter gehabt hätten, die Interesse an den Erlebnissen ihres Vaters gezeigt hätte. Die meiner Arbeit echte Beachtung geschenkt hätte, den Fragen, die mich beschäftigten, den Problemen und ihren Lösungen. Eine Frau wie Mary-Lou vom Bürgeramt. Die Sachen wissen will, die mit mir mitfühlt. Die Verständnis für die Wichtigkeit der Arbeitswelt hat.

Dann wären die beiden vielleicht nie so weit vom rechten Weg abgekommen. Dann hätten sie besser gelernt, ihren Mann zu stehen. Aber Melodie denkt da selbst anders drüber, auch in Elisabeths Namen. Ihrer Meinung nach ist alles meine Schuld. Ich bin nicht lieb genug zu ihrer Mutter gewesen. Meine Witze über ihr absonderliches Weltbild waren nicht lustig, sondern gemein. Ich bin zu streng zu unseren Kindern gewesen. Ich habe unsere Söhne immer ernster genommen als unsere Töchter. Was nicht stimmt, was absolut nicht stimmt. Wenn ich jemanden ernst genommen habe, wenn ich jemandem meine Zeit und Aufmerksamkeit geschenkt habe, dann war das Melodie.

Es ist traurig, wie sie sich von uns abgewendet hat. Und wie sie Elisabeth da mit reingezogen hat. Das letzte Mal, als ich ihre Stimme gehört habe, die von Elisabeth, habe ich ohne ein Wort aufgelegt. Nicht, weil ich nicht mit ihr sprechen wollte, sondern weil ich nicht geglaubt habe, dass es Elisabeth war, die da sprach. Es war zwar ihre Stimme, aber die Wörter und Sätze waren völlig fremd. Sie war eine Marionette, ein seelenloses Wesen, das aufsagte oder sogar vorlas, was jemand anderes ihr eingeflüstert hatte: Sie habe in ihrer Jugend nicht wirklich mit uns in Kontakt treten können, was sie sehr schade finde, aber ich könne das jetzt wiedergutmachen, wenn ich ihr und ihren Mitbewohnern erlauben würde, mehr Zeit mit ihrer Mutter im Altenheim zu verbringen. Das waren nicht Elisabeths Worte, sondern Melodies.

Johan sagt auch, dass ich kein schlechtes Gewissen haben müsse, weil ich mich an dem Abend geweigert habe, via Elisabeth mit Melodie zu reden. »So ein Gespräch wäre vergebene Liebesmüh gewesen, Papa. Das hätte nur für noch mehr Ärger gesorgt, das hast du sehr gut eingeschätzt. Du hast getan, was du konntest. Es ist sehr traurig, was geschehen ist. Sehr traurig, für uns alle. Auch für Melodie, aber sie muss lernen, dass ihr Handeln Konsequenzen hat. Also überleg dir gut, was du dir für die Beerdigung wünschst. Wenn du möchtest, kann Bert uns kostenlos beraten, falls Melodie in zwei Tagen wieder nach Hause darf. Das Wichtigste ist, dass du dich vernünftig von deiner Tochter verabschieden kannst. Du bist ihr Vater.«

Bedauerlich, dass es so weit kommen musste. Dass wir möglicherweise mit unserer einen Tochter um den Körper unserer anderen kämpfen werden müssen. Und dass Elisabeth für immer von uns gegangen ist. Hätte ich doch nur besser aufgepasst. Ihre ersten Schritte, ihre ersten Wörter, ihr erstes Zeugnis. Ich würde so gerne eine schöne Erinnerung an sie wiederaufleben lassen. Aber da kommt nichts, und auf dem Wecker ist die Fünf immer noch nicht zur Sechs geworden.

10

Wir sind ein Schmetterling. Ein wundervoller, neugeborener Schmetterling, der in Muriels Kopf lebt. Mindestens einmal pro Tag, aber meistens öfter, schlüpfen wir aus unserem Kokon und entfalten unsere Flügel im Sonnenlicht, wobei sich unsere Musterung beeindruckend von der blaugelben Morgenluft abhebt. Genau wie ein Tagpfauenauge haben wir auf jedem unserer Flügel einen runden Fleck, der an das Auge einer Pfauenfeder erinnert, aber im Gegensatz zum Tagpfauenauge haben unsere Flecken genau die gleiche Farbe, wie die Augen einer Pfauenfeder – in der Mitte Dunkelblau mit einem hellblauen Rand, dann ein breiterer Streifen in glänzendem Braun und zuletzt eine grüne Umrandung. Und um die Flecken herum sind unsere Flügel fuchsiarot. Wenn Sie sich mit Schmetterlingen auskennen, wissen Sie, dass eine solche Musterung in Wirklichkeit nicht existiert, aber wir sind auch kein echter Schmetterling; wir sind das Produkt von Muriels Verstand. Wenn wir geschlüpft sind, lässt sie uns meistens eine Zeitlang lautlos auf einem Blatt im Sonnenlicht sitzen, damit sie ganz in Ruhe unsere Flügel bewundern kann, bevor sie uns losfliegen lässt, dem von Bäumen durchzogenen Horizont entgegen.

So auch an diesem Morgen. Muriel sitzt mit geschlossenen Augen auf ihren Knien vor einem Butterbrot mit Schokostreuseln und fragt sich, ob sie es essen soll. In einem schwachen Moment hat sie das Butterbrot von der Plastikfolie befreit und es mit Schokostreuseln bestreut, die wegen der Hitze langsam schön weich werden, aber sie ist fest davon überzeugt, dass es besser wäre, es liegen zu lassen und dem Gefängniswärter nachher zu sagen, sie wolle es doch nicht, und deshalb hat sie die Augen geschlossen und beobachtet uns in ihrem Kopf, sieht zu, wie wir unsere Flügel vom Sonnenlicht streicheln lassen und danach in Slow Motion davonfliegen. Wir müssen sie dazu inspirieren, sich zu beherrschen, sich an ihr Vorhaben zu halten, leer und leicht zu bleiben.

Als Muriel uns zum ersten Mal gesehen hat, saß sie in Melodies Wohnzimmer, in dem Haus, in dem sie später selbst wohnen sollte, mit angezogenen Beinen auf einem hellgelben Sessel, während Melodie ihr gegenüber auf dem roten Sofa saß.

»Ich werde dir in diesen Sitzungen vor allem dabei helfen, dein volles Potenzial zu entfalten«, sagte Melodie. »Das ist das Hauptziel der Therapie. Und was ich selbst festgestellt habe, was einem wirklich helfen kann, ist ein Bild, mit dem man arbeitet. Etwas, das inspirieren kann. Was sozusagen darstellt, wo du im Leben hinwillst. Wie das Bild aussieht, darfst du ganz und gar selbst bestimmen, aber mit all meiner Erfahrung würde ich dir empfehlen, etwas aus der Natur zu nehmen. Zum Beispiel eine Blume oder einen Schmetterling. Denn den meisten Menschen fällt es leichter, mit natürlichen Sachen auf einer tieferen Ebene Kontakt herzustellen.«

Muriel nickte. »Okay, ja. Ein Bild. Soll ich mir das jetzt überlegen?«

»Nein, warte kurz. Wir lassen das Bild aufsteigen. Du musst es nicht selbst wählen, du kannst dich einfach öffnen. Schauen, was kommt, ob es eine Blume ist, ein Baum, ein Schmetterling oder etwas ganz anderes. Alles ist möglich. Es ist dein Bild. Also wenn du möchtest, kannst du jetzt die Augen schließen.« Sie wartete kurz. »Gut, ja. Und dann ein paar Mal ruhig ein- und ausatmen. Jedes Mal, wenn du ausatmest, darfst du etwas Spannung loslassen. Etwas Rauschen. Etwas Lärm. Etwas Stress. Und jedes Mal, wenn du einatmest, darfst du etwas Licht einatmen. Etwas Luft. Etwas Liebe für dich selbst.«

»Ein paar Mal ein- und ausatmen. Okay«, sagte Muriel. »Meinst du damit zweimal oder dreimal? Oder öfter?«

»Drei, vier, fünf, es geht nicht um Zahlen. Es geht darum, was du von innen fühlst und erlebst. Es geht darum, dich selbst genügend zu leeren, um dich mit dem zu verbinden, was dein Potenzial am deutlichsten zum Vorschein bringt.«

Muriel nickte und beschloss, dass ab jetzt fünfmal ein- und ausatmen am besten wäre; je öfter man ausatmete, desto leerer wurde man, dachte sie, und je leerer man ist, desto besser ist das, aber sie war erst beim dritten Einatmen, als Melodie schon wieder zu reden begann.

»Gut«, sagte Melodie, »und da du jetzt etwas entspannter und anwesender bist, kannst du an dein höheres Potenzial denken. Spüre, wie sich dein höheres Potenzial anfühlen könnte. Und achte darauf, welches Bild dabei aufsteigt. Was würdest du am allerliebsten wollen? Und wie sieht das aus?«

Und das war der Moment, in dem wir geboren wurden, ein vollkommen unrealistischer Schmetterling, der aus seinem Kokon schlüpfte, mit seinen Flügeln im Sonnenschein angab und wegflog. Ja, dachte Muriel, meine Flügel ausbreiten und wegfliegen, das ist es, was ich will. Ich will wegfliegen. Sie fühlte eine angenehme Wärme im Bauch und lächelte, während sie uns ein paar Mal hintereinander aus unserem Kokon schlüpfen und wegfliegen ließ.

»Hast du ein Bild gefunden?«, fragte Melodie.

»Ja«, sagte Muriel.

»Schön.« Melodie atmete ein paar Mal langsam und nachdrücklich ein und aus. »Sehr schön, Muriel. Wenn du möchtest, darfst du mit mir teilen, was du siehst. Aber du darfst es auch für dich behalten. Was dir lieber ist.«

»Hm, hm«, sagte Muriel, voll und ganz in der Farbenpracht unserer Flügel aufgehend, und dem warmen Gelb der aufgehenden Sonne, der wir entgegenflogen.

»Der Vorteil vom Teilen wäre natürlich, dass wir es für die Therapie verwenden könnten. Dann kann es uns gemeinsam eine Richtung weisen. Wie eine Art Punkt am Horizont.«

Und vom letzten Satz wurden wir vor Muriels geistigem Auge vertrieben und durch einen blinkenden roten Punkt ersetzt, und sie öffnete ihre Augen wieder und beschrieb so genau wie möglich, wie wir aussahen.

»Wow, Muriel. Wie außergewöhnlich. Das ist ein sehr schönes Bild, auf das wir zusammen hinarbeiten können. Das kann wirklich inspirieren. Und hast du vielleicht selbst eine Idee, was dich jetzt davon abhält, deine schönen, bunten Flügel zu entfalten und davonzufliegen?«

Aus Muriel sprudelten die Ideen darüber, was ihr im Weg stand, nur so hervor, und Melodie war voller Zuversicht, dass sie ihr helfen können würde, die Barrieren aus dem Weg zu räumen, aber im Nachhinein können wir jetzt sagen, dass sie sich in den folgenden Jahren nicht auf uns zubewegt hat, sondern von uns weg; sie hat nicht mehr, sondern weniger Farbe und Schönheit bekommen, weniger Wärme, weniger Kraft. Sie ist wie eine Motte gegen eine heiße Glühbirne geflogen, und nicht wie ein Schmetterling der aufgehenden Sonne entgegen.

Obwohl wir uns so viel Mühe gegeben haben. Wir sind so deutlich wie nur irgend möglich gewesen. Wir haben versucht, es ihr durch die Art, wie wir aus dem Kokon schlüpften und losflogen, zu zeigen: weg, in die Freiheit. Schau nur, haben wir gesagt, schau, Muriel, so sieht Freiheit aus. Aber wir konnten ihr nicht zeigen, wie wir dahin gekommen waren, denn über das, was unserer Geburt als Schmetterling vorausgegangen war, dachte Muriel nicht nach – darüber, was wir als kleine, erfundene Raupe benötigt hatten, um groß genug zu werden, um uns in Ruhe verpuppen zu können, Flügel zu bilden und so lange zu warten, bis sie bereit waren, sich zu entfalten.

Um fliegen zu können, benötigst du Nahrung, Muriel! Zum Beispiel ein Butterbrot mit Schokostreuseln. Aber Muriel sieht das anders.

Melodie hatte sofort am ersten Tag gesagt, sie dürfe das Bild des ganzen Potenzials vor allem nicht zu wörtlich nehmen, es stehe ihr frei, für sich selbst herauszufinden, was das für sie bedeute. Und die übertragene Raupe Nimmersatt in ihr war nicht auf der Suche nach Nahrung für ihren Körper, sondern nach Nahrung für ihren Geist, Nahrung, die sie von Melodie in ausgesuchten, vorgekochten Portionen aufgetischt bekam.

»Du bist sehr sensibel, Muriel, aber diese Seite von dir ist eigentlich kaum entwickelt. Du bist wahrscheinlich sehr rational erzogen worden, stimmt das?«

Das stimmte, wenn Muriel es genauer betrachtete, und begeistert erzählte sie ihren Freundinnen, die sie noch von der Berufsschule kannte, Melodie habe gesagt, sie sei eigentlich sehr sensibel, und die Freundinnen hörten zu und nickten und sagten in den passenden Momenten »hm« und »ja« und »das kann ich mir vorstellen« und fragten dann nach ihren Urlaubsplänen, und als Muriel ihre Enttäuschung über diese Reaktion in der nächsten Sitzung mit Melodie teilte, erklärte diese ihr, sehr sensible Menschen würden oft auf Verständnislosigkeit stoßen, weil andere diese Sensibilität selbst nie erfahren hätten und sich deshalb nur mit Mühe vorstellen könnten, wie es ist, die ganze Zeit so viel fühlen zu müssen, auch weil die meisten Menschen dazu neigen würden, sich selbst kontinuierlich mit einem Übermaß an Reizen zu betäuben, was man ihnen nicht wirklich verübeln könne, aber was bei Muriel sehr wohl die Frage aufrufen könne, wie nährend der Kontakt mit solchen Menschen für sie selbst eigentlich sei, und als Muriel ihre Freundinnen das nächste Mal sah, kam sie zu dem Schluss, dass der Kontakt überhaupt nicht nährend war. So bekomme ich keine Flügel, dachte sie, und dieser Gedanke kam immer öfter in ihr auf – wenn sie mit ihren Kollegen von der Steuerberatung in der Mittagspause einen Spaziergang machte, während eines Wanderurlaubs mit Freunden, oder wenn sie zu Hause auf dem Sofa fernsah. Das nährt mich nicht, dachte sie dann, das schafft eigentlich nur eine große Leere. Und ihre Abneigung gegen diese Aktivitäten wurde immer größer.

»Wodurch bekommst du Flügel? Diese Frage musst du dir selbst stellen«, hatte Melodie gesagt. Und jedes Mal brachte Muriel die Antwort darauf Melodie näher und weiter weg vom Rest der Welt, bis sie ihr eigenes Wohnzimmer sogar gegen das von Melodie eintauschte, wo sie von da an zusammen mit Melodie, Petrus und Elisabeth ihrem höheren Potenzial nachjagte.

Und dort, im Wohnzimmer, mussten wir ein paar Jahre später von unserer machtlosen Position aus zuschauen, wie Muriel die Idee eingepflanzt wurde, dass sogar Nahrung, echte, essbare, greifbare Nahrung, nicht mehr zur Nahrung zählte. Es fing mit einem Video an, das Melodie im Internet gefunden hatte und in dem ein Mann und eine Frau zu sehen waren – etwas jünger als Muriel und sehr glücklich mit sich selbst, einander und zwei kleinen Kindern –, die sagten, sie hätten ihr Glück der Tatsache zu verdanken, dass sie vor ein paar Jahren aufgehört hatten, zu essen. Seitdem spürten sie eine viel stärkere Verbindung mit der universellen Lebensenergie, sodass sie immer hingebungsvoller lebten, während sie gleichzeitig weniger Geld ausgeben mussten und ihren ökologischen Fußabdruck beachtlich verkleinern konnten.

»Ist das nicht großartig?«, sagte Melodie, als das Video zu Ende war. »Ich habe dabei ein richtig gutes Gefühl. Das könnte der nächste Schritt sein, um unsere Ideale zu realisieren. Denkt ihr nicht auch? Stellt euch nur mal vor, in was für einer Welt wir leben könnten. Stellt euch nur mal vor, wie es wäre, wenn jeder die Energie aus Licht und Luft direkt aufnehmen könnte. In was für einer schönen, sauberen Welt wir dann leben könnten.«

Luft und Licht, Muriel. Luft und Licht! Du bist doch zur Schule gegangen, oder? Du hast doch rechnen gelernt? Du weißt doch, dass es Naturgesetze gibt, denen wir gehorchen müssen, ob wir wollen oder nicht? Das versteht sogar ein inexistenter Schmetterling.

Und das Schlimmste war: Wenn es jemanden gab, der das verstand, dann war das Muriel. Wenn es jemanden gab, der rechnen konnte, dann war das Muriel. Also kein Wunder, dass ihr die Vorstellung Angst machte, nichts mehr zu essen. Kein Wunder, dass sie dachte: Das geht doch nicht? Menschen verbrennen doch Energie? Zweitausend Kalorien pro Tag bei einem durchschnittlichen Lebensstil? Das steht doch auf allen Verpackungen? Das ist doch einfach so?

Doch die Menschen aus dem Video lebten offenbar ohne Essen. Und sie waren glücklich. Sie waren viel freier geworden, und leichter, seit sie nichts mehr aßen. Leicht genug, um wegzufliegen, dachte Muriel, und ich bin definitiv noch nicht so weit, denn mein Verstand hält mich mit dem einschränkenden Gedanken zurück, dass ich von Essen abhängig bin.

Das ist dein rechtschaffener, gut rechnender Verstand, Muriel! Das ist dein Verstand, der weiß, dass du nicht ohne Essen leben kannst!

Und obwohl Muriel mit aller Macht versuchte, ihren rechtschaffenen Verstand zu unterjochen, ließ der sich glücklicherweise nicht so leicht unterkriegen und brachte hartnäckig Bedenken gegenüber Melodies Plan vor. Deshalb nutzte Muriel ihre Laptopzeit dafür, heimlich zu googeln, wie viele Kalorien ein Mensch zum Überleben benötigte, und wie lange Menschen eine Hungerdiät durchhalten können, und als die Gruppe in Vorbereitung auf den Neun-Tage-Prozess anfing, die Nahrungsaufnahme zu verringern, rechnete sie aus, wie viel Energie die Nahrungsmittel beinhalteten, die sie noch aßen, und wie viel Kalorien sie verbrannte, wenn sie saß, sang, ging, stand oder putzte, und sie dachte über Möglichkeiten nach, die Energieverbrennung auf ein Minimum zu beschränken, zum Beispiel, indem man so wenig wie möglich nachdachte, denn das Gehirn benötigt viel Zucker, hatte sie gelesen, und sie entwickelte eine Strategie, um weniger nachzudenken und sich selbst gleichzeitig vom Hunger abzulenken, indem sie so langsam und bewusst wie möglich von hundert bis null zählte.

So wenig wie möglich denken, Muriel. Was glaubst du eigentlich? Glaubst du vielleicht, wir würden nicht denken? Glaubst du vielleicht, unser kleines, aber feines Nervensystem müsse nicht auf Hochtouren laufen, um die komplexe Abstimmung von Körper und Flügeln und Luft hinzubekommen, die nötig ist, um vom Blatt aufsteigen zu können, auf dem wir sitzen? Glaubst du wirklich, du könntest deine Flügel entfalten, ohne dein Gehirn zu benutzen?

So leichtflügelig wir aussehen dürften, so sehr schlägt es uns aufs Gemüt, wenn wir Muriel dabei zusehen, wie sie solche Berechnungen anstellt, und wir danach hören, wie sie sich sagt, sie dürfe nicht so viel Wert auf diese Berechnungen legen; wenn wir zum soundsovielten Mal hören, wie sie sich fragt, warum sie sich immer noch so obsessiv mit Essen beschäftigt.

Weil du Hunger hast, Muriel! Weil dein Körper nach Essen lechzt! Weil das einzige Richtige ist, das zu machen, wonach du schon den ganzen Morgen verlangst. Du musst endlich damit aufhören, von hundert bis null zu zählen, und dir stattdessen einfach das Butterbrot mit Schokostreuseln in den Mund schieben.

Anscheinend musste sie erst in einer Gefängniszelle landen, um zu begreifen, dass sie Essen benötigt, denn jetzt klappt sie endlich das Butterbrot mit Schokostreuseln zusammen, führt es mit beiden Händen zum Mund und nimmt einen großen Bissen aus der Mitte, und noch einen Bissen, und noch einen. Die Schokostreusel, die runterfallen, sammeln sich in ihrem Schoß, in der Ritze zwischen ihren Oberschenkeln, wo sie sofort anfangen zu schmelzen, aber das macht nichts. Erst essen, Muriel. Futter für deine Flügel, Kraftstoff für deinen Kopf. Und nicht vergessen, vor dem Schlucken kauen.

11

Wir sind ein Cello, ein einsames Cello, das nicht mehr erklingt. Durch die Wände des Koffers, des Zimmers, des Hauses, in dem wir eingeschlossen sind, lauschen wir den Geräuschen von draußen, den Vögeln, Hunden, Menschen, Motoren – was es ist, können wir durch all die Barrieren kaum unterscheiden. Trotzdem strengen wir uns an, die Geräusche zu hören. Sie sind unsere letzte Verbindung zum Leben.

Wir haben schon so lange kein Licht mehr gesehen, keine Menschenhände gespürt, keine Musik erzeugt, dass wir uns manchmal fragen, ob es uns überhaupt noch gibt. Nach Jahren der Vernachlässigung scheint Melodie uns definitiv ausrangiert zu haben. Wie ein verschlissenes Paar Schuhe. Dabei sind wir alles andere als verschlissen. Über die Jahrhunderte hinweg klingen wir nur immer kräftiger. Tiefer, wärmer, voller in den Obertönen. Das war schon so, als Melodie uns bekommen hat, und in den Jahren, in denen sie uns gespielt hat, wurde unser Klang nur noch reicher, aber nichtsdestotrotz ist irgendwann der Moment gekommen, in dem sie uns entsagt hat, auch wenn sie nie so weit gegangen ist, uns zu verkaufen oder wegzugeben. Aber eines Tages hat sie uns in dieser Rumpelkammer zurückgelassen, und danach hat sie uns nie wieder angerührt.

Man sagt immer, das gebe es nicht, Liebe auf das erste Hören, man würde erst im Nachhinein, wenn die Liebe erblüht ist, das erste Treffen als einen Moment des unmittelbaren Erkennens rekonstruieren – und wir sind natürlich äußerst romantisch veranlagt –, aber wir beteuern, dass wir es in dem Moment wussten, als wir die Ladenklingel hörten: Da ist sie, unsere neue Spielerin. Achtzehn Jahre alt muss sie gewesen sein, oder vielleicht auch erst siebzehn. Unser vorheriger Besitzer, ein Mann mittleren Alters mit viel Geld und wenig Musikalität, der Gott sei Dank letztendlich eingesehen hat, dass wir wirklich zu schade waren für die Amateurhaftigkeit, die er uns entgegenbrachte, hatte uns einige Tage zuvor an den Geigenbauer zurückverkauft, und zufälligerweise lagen wir gerade für eine gründliche Inspektion auf der Werkbank, als Melodie mit ihrem Vater und ihrem Cellolehrer den Laden betrat.

Was für ein Glück, haben wir später oft gedacht, dass der Geigenbauer uns nicht losließ, als er von seinem Arbeitsplatz ins Ladenlokal ging, um die Kunden zu bedienen. Was für ein Glück, dass er uns schon saubergemacht und besaitet hatte; dass wir glänzend und spielbereit in seinen Händen lagen.

»Das da. Das nehme ich«, sagte Melodie sofort, und von sich selbst erschrocken sah sie die beiden Männer neben sich an, und danach den dritten hinter der Ladentheke. »Ähm«, sagte sie zum Geigenbauer, »wir sind nämlich auf der Suche nach einem neuen Cello.«

»Ein neues Cello. Das trifft sich ja gut. Denn wenn du eine Tuba suchen würdest, würde ich dir diese nicht empfehlen«, antwortete der Geigenbauer, und die drei Männer brachen in schallendes Gelächter aus, warum, verstanden wir nicht so richtig, und Melodie augenscheinlich auch nicht, sie wurde rot, aber die Männer wurden sofort wieder ernst – der Geigenbauer wollte wissen, in welcher Qualitätsklasse sie etwas suchten, woraufhin Melodies Vater gewichtig hüstelte und sagte, sie suchten ein vernünftiges Cello Richtung Konzertqualität, weil seine Tochter ab September aufs Königliche Konservatorium gehen werde, sofern sie die Zulassung bekomme, aber davon gingen sie alle aus.

Der Geigenbauer nickte beifällig. »Dann könnte das hier tatsächlich ein äußerst geeignetes Instrument für sie sein«, und er legte uns in Melodies Hände.

So jung waren die Hände, so jung. Nur ein Bruchteil unseres eigenen Alters. Doch sobald sie uns festhielten, spürten wir in ihrem tiefsten Innern etwas, das älter war als wir, eine Verletzlichkeit, ein Verlangen – das, was tief im Menschen verankert ist und ihn vor Jahrhunderten dazu gebracht hat, ein Cello zu bauen. Diese zögerlichen Hände, die mit ihren Fingerspitzen zärtlich über die Saiten fuhren, von unserer Schnecke bis zum Steg, die uns konzentriert zwischen die Knie platzierten, den Bogen nahmen, ihn auf die A-Saite legten und strichen, diese Hände fühlten sich so an, als wüssten sie, was Musik war, was Kunst, was Schönheit war. Die Luft war erfüllt von Potenzial, von der Chemie zwischen dieser jungen Frau und uns, dem Instrument, das ihr anvertraut wurde, eine Chemie, die ihr Cellospiel auf ein neues Level heben könnte.

Vielleicht klingt das alles etwas dick aufgetragen in Ihren Ohren, aber Sie dürfen nicht vergessen, dass wir ein Kind des Barocks sind, ein wichtiges Kind obendrein, vielleicht sogar die wichtigste Schöpfung dieser Ära. Eine der wenigen Erfindungen, die die Jahrhunderte, wenn auch mit kleinen, technischen Anpassungen und Verbesserungen, größtenteils doch unbeschädigt überstanden hat, von denen die Exemplare, die vor langer Zeit hergestellt wurden, oft besser funktionieren als die aus der heutigen Zeit. Natürlich sind wir nicht das einzige Musikinstrument, das in jenem Zeitraum erfunden wurde; wir wollen die Existenz der anderen Instrumente nicht bestreiten oder bagatellisieren, aber ohne uns dabei zu sehr in den Vordergrund spielen zu wollen, müssen wir doch die Behauptung aufstellen, dass wir nun einmal das beste Instrument sind. Nicht umsonst gehören Cellos zu den teuersten Instrumenten der ganzen Welt. Das Cello gleicht einem Menschen am meisten, ohne selbst einer zu sein. Und das ohne die Arroganz einer Geige, die sich selbst so gerne in den Mittelpunkt des symphonischen Universums stellt, wobei sie zu vergessen scheint, dass auf der Erde auch noch andere Instrumente existieren. Ein Cello hingegen kann solo spielen und brillieren, wenn der Komponist das von uns verlangt, aber mit genauso viel Hingebung bieten wir unseren weniger klangvollen Kollegen unsere Stütze und Integration.

Und Melodie verstand uns. Sie spielte bei diesem ersten Mal mit einer Mischung aus Zurückhaltung und Hingabe. Man konnte fühlen, dass sie es wollte, dass sie sich in der Musik verlieren wollte, und gleichzeitig war da eine Verhaltenheit, ein Zweifel, eine Unsicherheit beim Platzieren der Fingerspitzen und beim Hantieren des Bogens. Ein Zusammenspiel aus der Angst, die falschen Noten zu spielen, der Besorgtheit über die richtige Dynamik und dem Überbewusstsein für die drei zuhörenden Männer: ihr Vater, der Cellolehrer und der Geigenbauer, jeder mit seinen eigenen musikalischen Präferenzen, und das für sie und andere vollkommen selbstverständliche Vertrauen darauf, dass diese Präferenzen richtig waren, und dass sie die richtigen Personen waren, um das Spiel eines anderen beurteilen zu können.

Unbegründete Sorgen, denn Melodie sollte an diesem Nachmittag nicht bewertet werden; es ging um uns, um die Klänge, die wir in ihren Händen hervorbringen würden. Damit es für ihr altes Cello nicht zu schmerzhaft werden würde, das sie mit in das Geschäft genommen hatte, um es einzutauschen, und das jetzt lautlos in seinem Koffer lag und sich auf den nahenden Abschied vorbereitete, versuchten wir, diskret auf ihre Berührungen zu reagieren, nicht sofort alles zu geben und zu enthusiastisch in den Obertönen zu resonieren, aber gleichzeitig warm und klar genug zu klingen, um zu verdeutlichen, wie gut wir waren. Nicht, um das alte Cello, das in seiner Preisklasse bestimmt auch leistungsstark war, neidisch zu machen, sondern um Melodies Herz zu erobern, und die Zustimmung der Männer zu erlangen, die über die Anschaffung entscheiden würden.

Um Melodie war es sofort geschehen, die Männer benötigten etwas mehr Zeit. Sie zwangen sie erst noch dazu, zwei günstigere Exemplare zu testen, denn wir befanden uns eigentlich etwas oberhalb des Budgets, aber der Cellolehrer urteilte am Ende, wir hätten doch das größte Potenzial.

»Hiermit können wir den Schritt zum Konservatoriumsniveau schaffen«, sagte er, und zu ihrem Vater: »An ihrem Spiel können Sie den Unterschied vielleicht nicht sofort hören, aber es ist wirklich das bessere Instrument. Wenn es sie dazu inspiriert, besser zu spielen, und vor allem, sich selbst besser zuzuhören, dann wäre es wirklich schade, es wegen der zusätzlichen tausend Gulden liegen zu lassen. Und es kann ein Instrument für ihr Leben werden, auch wenn sie irgendwann professionell spielen sollte.«

Melodies Vater nickte langsam, während er sie andächtig musterte. Wir spürten, wie sich ein Schweißfilm auf ihren Fingern bildete, ihre linke Hand klemmte sich fester um unseren Hals. »Das reißt mir ein Loch in den Geldbeutel«, sagte er. »Na ja, dann mal los. Aber wir erwarten, dass sich diese Investition positiv auf deine Übungshaltung auswirkt, junge Dame.«

Und damit wurde unsere gemeinsame Zukunft besiegelt. Eine bewegte Zukunft, können wir schon jetzt verraten. Freud und Leid haben wir mit ihr geteilt, aber wenn wir jetzt zurückdenken, erinnern wir uns vor allem an das Leid.

Melodie, die aus Nervosität ihr Vorspiel beim Königlichen Konservatorium in Den Haag vergeigte und sich mit einem Platz in Utrecht begnügen musste. Melodie, die zu ihren Kommilitonen sagte, sie spiele für die Musik, und nicht für den Erfolg, die sich aber gleichzeitig die Finger wund spielte für ein Kompliment ihres Cellolehrers. Melodie, die im ersten Jahr durchfiel, panisch nach Hause flüchtete und mithilfe ihres Vaters Beschwerde gegen das Urteil des Komitees einreichte, wonach sie eine zweite Chance bekam und doch noch ins höhere Semester wechseln durfte, wo sie sich anschließend noch mehr abmühte. Melodie, die von ihren Mitbewohnern mitleidig angesehen wurde, weil sie so schnell weinte, wenn jemand sie kritisierte oder einen üblen Witz machte. Melodie, die an etwas Höheres glauben wollte, etwas Schöneres, etwas Besseres, und das in den gottlosen achtziger Jahren, in denen das Universum der meisten jungen Leute ein luftleerer Raum war. Melodie, die fand, es sollte nicht darum gehen, die Beste zu sein, die aber gleichzeitig doch immer besser sein wollte als alle anderen.

Melodie während der Abschlussprüfung. Sie spielte nicht schlecht, wenn man wusste, dass ihre Hände eine Stunde zuvor noch so sehr gezittert hatten, dass sie kaum dazu fähig war, eine Valiumtablette aus der Packung zu drücken. Sie spielte zu schwülstig, das machte sie schon immer, was das betrifft, mussten wir ihren Cellolehrern oft recht geben. Sie war zu sehr in ihr Vibrato vernarrt. Doch die Liebe, die sie in ihr Spiel legte, war echt, und damit gewann sie wie immer unsere Sympathie zurück, und auch die der menschlichen Zuhörer der Prüfungskommission, derjenigen, die dafür plädierten, sie bestehen zu lassen, während die strengeren dafür waren, dass sie die Abschlussprüfung wiederholen sollte. Und sie hatten auch nicht ganz unrecht, sie war keine große Cellistin, wenn es um Feinheiten ging, vor allem nicht während Auftritten und Prüfungen, wenn die Angst vor Fehlern ihre Feinmotorik so sehr beeinträchtigte, dass die dynamischen Veränderungen immer etwas zu grob ausfielen, oder zu abrupt. Und natürlich ist das nicht die beste Grundlage, um professionell Cello zu spielen, jedenfalls nicht auf Topniveau, aber als sie schließlich zu hören bekam, dass sie mit einer Vier bestanden hatte, glaubten wir doch noch daran, dass uns mit ihr eine schöne Zukunft bevorstehen könnte, als Cello einer passionierten Cellolehrerin.

Es war keine einfache Zeit, ihr Studium, weder für sie noch für uns. Aber eigentlich ist es erst danach wirklich bergab gegangen, als Melodie keinen Lehrer mehr hatte und ganz allein mit uns klarkommen musste. Um Geld zu verdienen, gab sie tatsächlich Cellounterricht, so wie wir es erwartet hatten. Aber warum sie sich dafür entschied, Kinder zu unterrichten, ist uns bis heute ein Rätsel. Weil Kinder so unbefangen sind, sagte sie irgendwann mal zu jemandem, aber sie war der Launenhaftigkeit des unbefangenen Kinderverstands nicht ansatzweise gewachsen. Sie hörten ihr nicht zu, und wenn sie zuhörten, verstanden sie sie nicht, und sie übten nicht, sie machten keine Fortschritte, und wenn die Mütter und Väter ihre Brut abholten, gaben sie Melodie die Schuld daran, dass sie nichts lernten. Wir wurden nur noch dazu benutzt, einzelne Noten und Kinderlieder vorzuspielen. Ihr wurde schwer ums Herz. Sie spielte nicht mehr schwülstig. Sie erzeugte mit uns kein einziges Geräusch mehr, das fühlbar war, oder das etwas anderes als Desinteresse gepaart mit existenzieller Verzweiflung vermittelte. Und Liebeskummer, denn in dem Zeitraum wurde sie von ihrer Freundin, der Frau, mit der sie seit dem Abschluss ihres Studiums zusammenwohnte, verlassen.

Als Melodie eines Tages beschloss, zu Hause zu bleiben und nicht zur Musikschule zu gehen, hatten wir gehofft, es würden bessere Zeiten anbrechen. Dass sie wieder Zeit dafür haben würde, uns aus Freude zu spielen. Dass sie die Liebe für ihr Vibrato wiederentdecken würde. Doch stattdessen spielte sie überhaupt nicht mehr. Sie machte fast gar nichts mehr. Sie aß, und sie schlief. Wir waren den ganzen Tag bei ihr, aber sie wollte uns nicht anrühren. Sie lag auf dem Sofa unter einer Decke, wir standen in unserem Koffer neben dem Bücherregal an die Wand gelehnt. Hätte sie uns damals doch nur einmal aus dem Koffer genommen. Hätte sie noch einmal versucht, uns so zu spielen wie beim ersten Mal. Wir hätten ihr so viel Trost spenden können. Doch sie hatte sich schon von uns entfernt. Wir hörten sie am Telefon, sie sprach von einer Therapie, die sie machte, um ihren Gefühlen näher zu kommen. »Ich fühle so eine starke Abneigung, wenn ich an dieses Cello denke«, sagte sie, »so eine starke Abneigung. All die Jahre habe ich mich so verbiegen müssen, damit es so klang, wie es klingen sollte. Ich habe mich so sehr von meinen eigenen Gefühlen entfernt.« Als wir das hörten, riss uns spontan eine Saite. Wir haben sie nie dazu gezwungen, sich in irgendeiner Weise zu verbiegen, und trotzdem gab sie uns die Schuld. Und danach redete sie sich selbst ein, sie sei eher an menschlichen Kontakten als an Musik interessiert. Es würde besser zu ihr passen, andere bei dem Veränderungsprozess, den sie selbst gemacht hatte, zu coachen, als das Werk toter Komponisten zu interpretieren. Sie sehe Musik lieber als Mittel und nicht als Zweck. Und dann hat sie uns vom Wohnzimmer in die Rumpelkammer verfrachtet.

Danach ist es jahrelang still gewesen. Wie sie sich über Wasser hielt, wissen wir nicht, sie war viel zu Hause, sie lebte wie ein Geist. Bis die anderen Leute eines Tages bei ihr einzogen. Kurz danach hat sie ein ganzes Arsenal von Renaissanceinstrumenten angeschafft.

Unverzeihlich, absolut unverzeihlich. Das konnte nur schiefgehen, das sieht man ja jetzt. Im ganzen Haus ist kein einziger Laut zu hören. Melodie ist fort, ihre Mitbewohner auch. Die Polizisten, die das Haus durchsucht haben, sind abgezogen. Alle sind fort, und uns haben sie vergessen. Aber wir sind noch nicht verloren. Solange wir die Außenwelt noch hören, haben wir Hoffnung. Wir üben uns in Geduld. Warten auf das Ende dieser Zeit, bis uns wieder jemand aus dem Koffer holt, unsere kaputte Saite ersetzt, unseren Bogen wachst und spannt und sich unseren Schallkörper zwischen die Knie klemmt, um uns erneut zum Singen zu bringen.

12

Wir sind zwei Zigaretten. Wir kennen uns nicht, wir wurden nicht einmal in derselben Fabrik hergestellt, trotzdem sind wir verbunden, wie alle Zigaretten miteinander verbunden sind, damit wir immer spüren können, wenn eine andere Zigarette in unserer Nähe ist – wir beide sind in diesem Augenblick nur ein paar dutzend Meter voneinander entfernt, und zufälligerweise werden wir jetzt exakt im gleichen Moment angesteckt. Petrus, der auf dem kleinen, noch kühlen Innenhof des Zellenkomplexes Hofgang hat, zieht den Rauch durch den Filter in seine Lunge, als würde er zum ersten Mal im Leben Luft holen. Die Verbrennungsprodukte unseres sorgfältig zusammengestellten Zutatenmix füllen sein Atemorgan, und in diesem verbrannten Zustand diffundieren wir über seine Lungenbläschen in sein Blut, verteilen uns im ganzen Körper und dringen in sein Gehirn vor, wo gerade ganz schön viel los ist.

Seit er gestern nach dem Verhör seine erste Zigarette seit Jahren geraucht hat, kann er an nichts anderes mehr denken als an uns. An uns, und an Liesbeth, die zwei Stockwerke höher mit ihrer eigenen Zigarette in der prallen Sonne auf dem Dach der Polizeiwache steht – Petrus weiß nicht, dass sie Liesbeth heißt, aber er weiß, dass ihr ein Zigarettengeruch anhing, und dass sie ihn während des Verhörs bei jeder seiner Antworten völlig ungläubig angesehen hatte.

»Ihre Mitbewohnerin stirbt vor Ihren Augen, und Sie denken an nichts?«

Dieser Satz hallt in seinem Kopf nach, prallt gegen seine Schädeldecke und vervielfältigt sich in alle Richtungen. Und Sie denken an nichtsss-ichtsss-ichtsss …

Nein, denkt er. Nein. Ich dachte nichts. Und ich habe nichts gemacht. Diesmal habe ich wirklich nichts gemacht. Ich habe niemanden geschubst oder geschlagen. Ich habe nicht einmal geschrien. Und das müsste doch richtig gewesen sein, dass ich mich beherrscht habe, dass ich ruhig geblieben bin, anwesend im Moment. Aber selbst, wenn ich nichts mache, ist das nicht richtig. Alle sind gegen mich.

Vor allem diese Liesbeth. Die war komplett gegen ihn, auf eine sehr frustrierende Art. Nicht böse, sondern erstaunt, vielleicht sogar fassungslos. Als könnte sie seine Aussagen mit ihrem Verstand nicht greifen. Und das Schlimmste ist, dass sie nicht einmal im Unrecht ist. Eigentlich klingt es sehr logisch, dass man nicht an nichts denken sollte, wenn die Mitbewohnerin vor den eigenen Augen stirbt. Dass man dann nicht still sein sollte, sondern dass man gerade dann schreien sollte. Und er fragt sich, ob er nicht sowieso viel früher und viel öfter hätte schreien müssen. Ob er Melodie nicht hätte anschreien müssen, dass das keine Lösung sei, nicht zu rauchen, nicht zu trinken, nicht zu essen, nicht zu schreien. Der Verzicht auf alles, was als Ventil dienen konnte, bis auf das Singen, das schleppende, brave Singen, wobei zwar Energie freigesetzt wurde, aber eher wie bei einem kaputten Reifen, dem langsam zischend die Luft entweicht. Genau so fühlt er sich jetzt: wie ein platter Reifen ohne Luft. Und er steckt sich unseren Filter zwischen die Lippen, um erneut zu inhalieren. Eine weitere Dosis Nikotin bahnt sich den Weg in sein Hirn. Seine Blutgefäße verengen sich. Adrenalin, Dopamin und Serotonin werden freigesetzt. Das ist Entspannung. Pure Entspannung, für gerade mal dreißig Cent pro Zigarette. Genau wie Petrus fragen wir uns, wie er so lange ohne uns hat leben können. Wie er jemals denken konnte – und das war gestern noch der Fall –, dass wir nicht gut für ihn wären.

»Vertraue deinem Gefühl«, hört er Melodie sagen, und Petrus fühlt, dass es gut ist, was er tut. Die innerliche Ruhe, die wir in ihm auslösen, ist unübertroffen. Lediglich zwei Züge haben ausgereicht, um ihn wieder zu sich kommen zu lassen, nach einem Zeitraum von mehreren Jahren, in denen er seinen Lebensfaden völlig aus den Augen verloren hatte. Wie viele Menschen ihren Verstand doch verlieren würden, wenn sie uns nicht hätten; wir haben keine konkreten Zahlen, aber Petrus ist die unbestreitbare anekdotische Evidenz. Wenn er einfach weitergeraucht hätte, hätte er dem Plan, nichts mehr zu essen, niemals zugestimmt.

Und dann haben wir noch gar nicht von Liesbeth gesprochen, die auf dem Dach der Polizeiwache gerade ihren dritten Zug nimmt, in der unbewusst mit Petrus geteilten Gewissheit, dass wir sie retten werden, nicht vor dem Tod, nicht vor Krankheiten – sie wissen nur zu gut, dass behauptet wird, gerade wir würden tödliche Krankheiten verursachen, aber es gibt noch viele andere Sachen, die auf lange Sicht nicht gesund sind –, aber vor dem Unbehagen, der Wut und der Angst. Die Ablagerungen, die wir in ihren Lungen zurücklassen, nehmen sie gerne in Kauf für das, was wir ihnen zu bieten haben: einen wohltuenden Moment, in dem man endlich in Ruhe nachdenken kann. Während Petrus das »und Sie denken an nichts« durch seine Gedanken hallen hört, betrachtet Liesbeth das Bild von Petrus während des Verhörs aus allen Perspektiven. Wie er auf der Kante des Stuhls saß, die Schultern hochgezogen, die Hände zu Fäusten geballt, den Blick nach unten gerichtet, schweigend und schweigend. Wie ein zorniges Kind, denkt sie, denn seit ihre Tochter krank geworden ist, ohne dass sie selbst es mitbekommen hat, sieht sie in jedem ein Kind. Und genau wie bei ihrem eigenen Kind fühlte sie eine Mischung aus Unverständnis und Wut, wollte sie ihn bei den Schultern packen und ihm zurufen: »Was ist los? Was ist? Rede mit mir. Erklär es mir.«

Gestern Abend, nach dem Verhör, als sie mit ihrer Tochter im Garten am Tisch saß, hatte sich das Bild umgekehrt. Als sie ihre Tochter betrachtete, die mit den gleichen hochgezogenen Schultern und geballten Fäusten vor ihrem Teller mit Essen saß, hatte sie plötzlich Petrus vor sich sitzen sehen. Und sie hatte begriffen, dass ihre Welt genauso weit von der Welt ihrer Tochter entfernt war wie von der Welt von Petrus Zwarts; dass die Gründe, warum Nina sich in sich selbst zurückgezogen hatte, ihr Auffassungsvermögen überstiegen, und dass es wenig Sinn ergab, mehr von ihrer Tochter zu verlangen als von dem unergründlichen Verdächtigen in einem noch unergründlicheren Fall.

»Das ist das Schwierige bei psychisch labilen Verdächtigen«, hatte Asif nach dem Verhör gesagt. »Wir kennen die Hintergründe nicht. Wir haben also eigentlich keinen blassen Schimmer, was hinter ihrer Angst und ihrer Verwirrung steckt. Wir können nur wahrnehmen, dass sie ängstlich und verwirrt sind, und darauf so gut wie möglich reagieren. Und auf niemanden, der ängstlich oder durcheinander ist, haben Wut oder Zwang einen beruhigenden Effekt.«

Und auch wenn es sie leicht verärgert hatte, in welchem Tonfall er das gesagt hatte, war ihr diese Bemerkung abends wieder eingefallen, als sie ihre Tochter ansah, und das hatte sie milde gestimmt. Im Gegensatz zu anderen Abenden hatte sie nicht versucht, darüber zu diskutieren, wie viele Löffel ihre Tochter essen sollte. Nur einmal hatte sie Nina gefragt, ob sie sich sicher war, dass sie nichts mehr wollte, und danach hatte sie in Ruhe den eigenen Teller leergegessen, abgeräumt, das Essen, das im Magen ihrer Tochter hätte landen sollen, in den Biomüll gekippt – in dem Wissen, dass es sonst über einen anderen Umweg in der Toilette gelandet wäre – und war eine Zigarette rauchen gegangen. Und mit derselben Milde von gestern Abend hat sie heute Morgen den Bericht über Petrus' Verhör abgeschlossen, und jetzt steht sie auf dem Dach, genießt den Moment mit uns, ignoriert die brennende Hitze der Sonne und denkt über psychisch labile Menschen nach. Ihre Tochter ist psychisch labil, aber auf eine völlig andere Art und Weise als Petrus. Die Stärke, die sie in ihrer Tochter sieht, die Hingabe, mit der Nina sich selbst aushungert, scheint Petrus völlig abzugehen. Während ihre Tochter versucht, mit jeder Faser den gebieterischen Blicken ihrer Umgebung Widerstand zu leisten, um selbst bestimmen zu können, wie wenig sie isst, auch wenn ihr gesagt wird, das könne sie töten, schien Petrus jeglichen Widerstand aufgegeben zu haben. Er hat nicht aufgehört, zu essen, um Herr über sich selbst zu werden, er hat die Verfügungsgewalt über sich selbst anderen übertragen, und deshalb hat er das Essen stehenlassen, weil die Gruppe das nun einmal beschlossen hatte. Nicht aus Widerstand gegen die Menschen um sich herum, sondern aus Mangel an Widerstand. Und wenn Liesbeth alles berücksichtigt, was sie bis jetzt gelesen und gehört hat, gilt das auch für Elisabeth – war Elisabeth noch empfänglicher für den Einfluss ihrer Umgebung als dieser Petrus. Und deshalb ist es nicht ihre Entscheidung gewesen, nichts mehr zu essen, sondern die Entscheidung der Menschen um sie herum. Und das, folgert Liesbeth, sollte doch wirklich nicht erlaubt sein; dass jemand, der so empfänglich für den Einfluss anderer ist, von seiner Umgebung dazu angestiftet wird, sich selbst dem Tod in die Arme zu werfen. Es sollte verboten sein, Menschen, die beeinflussbar sind, willenlos den Weg des Hungertodes zu weisen. Da sollte die Justiz, nein, da muss die Justiz eingreifen, sagt Liesbeth sich selbst, und sie drückt unseren Filter etwas fester zusammen. Sie nimmt sich vor, alles daranzusetzen, die nötigen Beweise dafür zu finden, dass die Tote nicht aus freien Stücken handelte, und dass die Menschen um sie herum etwas Strafbares gemacht haben: Sie haben eine willenlose Person verhungern lassen. Eine Person, die Hilfe benötigte und stattdessen eine tödliche Diät vorgeschrieben bekam. Und dafür werden die Vorschriftenmacher büßen, wenn es nach Liesbeth geht.

Und auch wenn es nach Petrus geht, muss jemand für das, was geschehen ist, büßen, allerdings geht es ihm dabei eher darum, dass er festgenommen wurde, und weniger um Elisabeths Tod. Jemand oder etwas muss büßen. Vielleicht einfach diese Wand, an die er sich gelehnt hat, vielleicht kann er ihr ein paar ordentliche Tritte verpassen. Aber das macht er nicht. Er bringt gerade genug Selbstbeherrschung auf, um stattdessen einen Zug zu nehmen und stehen zu bleiben. Er denkt wieder an die Frau, an Liesbeth, die ihn so vollkommen verständnislos angesehen hat, während sie erfuhr, dass er an nichts gedacht hatte, als seine Mitbewohnerin im Sterben lag.

Ihr würde er gerne eine verpassen, oder sie wenigstens mal ordentlich schütteln, um ihr klarzumachen, dass es nicht an ihm gelegen hat, er ist nicht der Schuldige. Um ihr zu verstehen zu geben, dass er sein Bestes gegeben hat, die ganzen Jahre über. Er hatte gedacht, es sei das Beste. Er wollte nicht mehr schlagen, treten und schreien. Und er hat in den letzten Jahren vielleicht immer noch viel geschrien, aber nicht mehr getreten und geschlagen, keinen Menschen jedenfalls. Und das ist doch auch schon eine Leistung. Dafür könnte ihn doch auch mal jemand loben, dass er sich nie wieder geprügelt hat, oder betrunken am Wegesrand wach geworden ist, und dass er, seit er bei Melodie wohnt, nie wieder irgendwo entlassen wurde. Weil er keine Arbeit hatte, ja gut, das stimmt natürlich, aber trotzdem. Sie haben ihn auch nie weggeschickt. Er hat es nie so weit getrieben, dass sie ihn nicht mehr haben wollten. Und vielleicht hat er dafür zu viel aufgegeben, hat er Melodie zu viel beigepflichtet. Aber er hatte schon so hart an sich gearbeitet. Er musste schon so viel dafür tun, um sich selbst im Zaum zu halten. Es war einfach zu viel verlangt, dass er auch noch auf Elisabeth hätte achten müssen. Sie alle hatten ihr Päckchen zu tragen. Es war Melodies Aufgabe, im Blick zu behalten, ob es allen gut ging. Sie war die Therapeutin. Vielleicht nicht offiziell, offiziell waren sie gleichberechtigte Mitbewohner, aber in der Praxis eben doch. Sie war diejenige, die den besten Überblick hatte.

Oder auch nicht, denkt er plötzlich, während er seinen letzten Zug inhaliert und seine Kippe an der Mauer ausdrückt. Oder vielleicht war sie eben nicht diejenige, die den besten Überblick hatte. Aber wie hätte ich das wissen sollen? Und mit dieser Frage bläst er den Rauch in die warme Sommerluft, wo er sich mit dem letzten Rauch vermengen wird, den Liesbeth auf ihrem Dach ausstößt, und während unsere Kippen jeweils in einem anderen Aschenbecher zurückbleiben, gehen unsere Raucher, Körper und Geist geläutert, wieder rein.

13

Wir sind Elisabeths Körper. Kalt sind wir – so kalt sind wir in Elisabeths ganzem Leben nie gewesen, auch wenn es uns in den letzten Jahren oft nicht mehr gelungen ist, unsere Extremitäten warm zu halten, aber trotzdem ist die Temperatur unseres Herzens und anderer lebenswichtiger Organe nie unter die obligatorischen siebenunddreißig Grad gesunken. Dafür haben wir gesorgt.

Aber jetzt, da das Leben trotz aller Anstrengungen aus uns gewichen ist, sind wir anderen Kräften ausgeliefert, Kräften von warmen, noch lebenden Körpern, die uns von der Luftmatratze mithilfe einer Trage in einen Transporter gehoben haben, um uns an diesen Ort zu bringen, zu diesem merkwürdigen Gebäude voller Zimmer mit Oberflächen aus Edelstahl, mit Leichen wie uns, aufbewahrt in menschengroßen, gekühlten Schubladen. Sie wollen die Verwesung aufhalten, uns genau so konservieren, wie wir waren, kurz bevor Elisabeth aufgehört hat zu atmen. Flüssige Substanzen in ihren Speichern stagnieren lassen, hungrigen Bakterien die Lust zur Fortpflanzung rauben, absterbende Zellen für den Moment das Schrumpfen aufschieben lassen; all das, um die Spuren der Ursachen, die zu Elisabeths Tod geführt haben, intakt zu halten. Dafür haben wir viel Verständnis, aber angenehm ist sie nicht, diese Kälte.

Im Gegensatz dazu ist es sehr schön, dass wir uns jetzt in den Händen des passioniertesten Pathologen des forensischen Instituts befinden, Theo van den Lijstbeek, der uns jetzt zusammen mit seinem technischen Assistenten begutachtet. »Leichen lügen nicht, Junge«, sagt er. »Die Toten sind für immer fort, aber die Leichen bleiben zurück, mit allen Informationen.«

Leichen lügen nicht, das stimmt, aber Elisabeth hat im Laufe ihres Lebens auch nicht oft gelogen, denn sie hat fast nie gesprochen, sodass diejenigen, die uns untersuchen, vermutlich mehr über sie erfahren werden als alle Menschen, die in den letzten Jahren ihres Leben versucht haben, ein Gespräch mit ihr zu führen. Wir haben sie jedenfalls sehr lange nichts mehr sagen hören, das ihr nicht von jemand anderem eingeflüstert wurde. Die Wahrheit darüber, was sie umtrieb, blieb in ihr, in uns.

Aber jetzt ist Theo da, und Theo ist wie kein anderer imstande, mit seinem Skalpell Informationen aus uns herauszuschneiden, auch wenn er sich dabei wahrscheinlich auf die Todesursache konzentrieren wird, und das finden wir irgendwie schade, dass sie vor allem so versessen darauf sind, über Elisabeths langes Leben herauszufinden, wie es zu Ende gegangen ist, und nicht, wie es gelebt wurde. Auch wenn die Art und Weise, wie Menschen sterben, natürlich schon etwas über ihr Leben aussagt, vor allem in Elisabeths Fall.

Wie auch immer Theos Untersuchungsauftrag lautet, bei ihm befinden wir uns in den bestmöglichen Händen, daran haben wir keinen Zweifel. Das haben wir sofort gespürt, als er uns zusammen mit seinem Assistenten aus dem Kühlraum holte. Die Zuwendung, mit der er seine Hände unter unsere Schultern schob, die Vorsicht, mit der er unsere Wirbelsäule unterstützte, während die beiden uns auf den Seziertisch legten. In Elisabeths Leben haben wir es nie erleben dürfen, auf diese Art und Weise berührt zu werden. Jeglichen Kontakt mit anderen Körpern mussten wir größtenteils entbehren. Mit dem einen Freund, den sie mal hatte, war alles platonisch geblieben, bis auf ein gelegentliches Streicheln unter der Decke, und in den letzten Jahren hielt ab und zu jemand ihre Hand, aber das war meistens eher unangenehm.

Und jetzt liegen wir völlig unbedeckt, bedingungslos kapitulierend, könnte man wohl sagen, auf dem Rücken, mit unserer toten Haut auf dem kalten Edelstahl, während der forensische Fotograf uns ablichtet.

»Schau dir mal die Knochen an«, sagt Theo mit einem Flackern in den Augen. »Eigentlich wunderschön, so eine klare Skelettstruktur. Das sieht man nicht so oft.«

Der Fotograf nickt abwesend, er geht in seiner Arbeit auf. Auch leidenschaftlich bei der Sache, aber nicht bei uns. Nicht so wie Theo.

»Die Schönheit des menschlichen Körpers beeindruckt mich immer wieder«, sagt Theo, während er uns von allen Seiten betrachtet, aus der Nähe und mit Abstand. Er sieht seinen Assistenten an: »Musst heute gut aufpassen, Floris. Wir machen alles strikt nach Lehrbuch.«

Hätte Elisabeth während ihres Lebens nur halb so viel Bewunderung für uns, ihren eigenen Körper, gehabt, wie Theo gerade, dann würden wir hier nicht liegen. Hätte sie nur ein Viertel seiner Sorgfalt an den Tag gelegt; ein Achtel seiner Leidenschaft; ein Sechzehntel seiner Bereitschaft, es uns bequem zu machen; sie würde noch leben. Wir haben ihr alle möglichen Signale gegeben, um ihr klarzumachen, was wir brauchen. Am Ende haben wir unseren Magen in einem kontinuierlichen Krampf zusammengezogen, in der Hoffnung, die Schmerzen würden sie auf andere Gedanken bringen. Wir haben Sternchen und schwarze Flecken in ihrem Gesichtsfeld produziert. Unsere Beine schlackern, unsere Knie einknicken lassen, unsere Lunge verengt. Wir haben die Speichelproduktion eingestellt. Aber nichts hat geholfen. Auf nichts hat sie reagiert. Das hing natürlich auch damit zusammen, dass sie am Ende nicht mehr dazu imstande war, über sowas nachzudenken, denn wir waren so sehr damit beschäftigt, am Leben zu bleiben, dass wir nicht genügend Glukose übriglassen konnten, um das Gehirn mit der normalen Leistung laufen zu lassen.

Der Fotograf ist fertig; Theo und der technische Assistent übernehmen. Dem Assistenten wird die Ehre zuteil, uns zu messen und zu wiegen, während Theo die Zahlen kopfschüttelnd in den Computer eingibt. Dann kommt er zum Seziertisch zurück. Wir spüren die Wärme seines Körpers. Er zieht uns nicht mit den Augen aus, wir sind ja schließlich schon nackt, stattdessen streift er uns mit seinen Augen die Haut vom Fleisch, um sich vorstellen zu können, was sich darunter befindet.

»Okay, erst mal aus der Nähe betrachten.« Er beugt sich über uns und befühlt mit seinen weichen, behandschuhten Fingern unseren Nacken, unsere Schultern, Arme, Hände. Er macht eine Schnitzeljagd auf unser vergangenes Leben. Sucht Blutergüsse, Schrammen, Wunden, winzige Einstiche in der Haut. Er öffnet unseren Mund und bittet seinen Assistenten darum, hineinzuleuchten. Zieht unsere Augenlider hoch, schaut in unsere Nase. Unsere Ohren. Mit seinen Fingerspitzen befühlt er durch die Haare hindurch unseren Schädel. Dann kontrolliert er flüchtig den Rest unseres Körpers: Brust und Bauch, Beine und Füße.

»Sollen wir sie auf die Seite drehen?«

Jetzt liegen wir auf der linken Seite, vom technischen Assistenten im Gleichgewicht gehalten, während wir Theos warmen Atem über unseren Rücken und die Rückseite unserer Beine gleiten spüren.

»Nein, hier sind auch keine Prellungen oder Wunden. Keine sichtbaren Spuren von Gewalt, Medikamenteneinnahme oder Drogenkonsum, kannst du das eben notieren? Und sie kann wieder auf den Rücken.« Mit einer Hand an unserer Hüfte begleitet er unseren Rücken wieder auf den kalten Seziertisch.

»Gut, sehr gut. Dann werden wir uns die gute Frau mal von innen ansehen.«

Der Blick, den er uns zuwirft, ist unvergesslich. Mit so viel Begierde wurden wir unser ganzes Leben lang nicht angesehen. Wenn wir uns noch bewegen könnten, würden wir vor Glück beben, aber leider können wir nur bewegungslos liegen bleiben und uns einem kleinen Traum hingeben, wie es hätte sein können, wenn Elisabeth zu Lebzeiten schon jemanden wie Theo getroffen hätte. Jemanden, der uns so angesehen hätte. Jemanden, der uns so berührt hätte. Wie schön das gewesen wäre – und wir vergessen kurz, dass Theo nie so viel Interesse an uns hätte, wenn Elisabeth noch leben würde, denn dann hätte er mit ihr nicht das machen können, was er am liebsten tat, ohne ihr Schmerzen zuzufügen, und wir zählen ihn nicht zu den Männern, die Frauen gerne Schmerzen zufügen, dafür ist er zu sanftmütig, das zeigt die Art, wie er schneidet, langsam und unaufdringlich; zwei Schnitte seitlich ab unserem Brustbein und einen gerade nach unten, mitten über unseren Bauch bis zum Ansatz unserer Vagina. Er schneidet respektvoll; nicht mit dem Ziel, uns zu verunstalten, sondern uns so schön wie möglich zu erhalten, weil er uns in Kürze wieder verschließen wird.

Zum ersten Mal in unserem Dasein fällt Licht auf unser Inneres, grellweißes Untersuchungslicht. Zum ersten Mal wird unser Inneres berührt. Der Assistent hält unsere Haut zur Seite, während Theo langsam und konzentriert unser Brustbein entzwei sägt, um an die Organe in unserem Brustkorb zu kommen. Mit einer Hand hält er unser Herz fest, mit der anderen schneidet er die Venen und Schlagadern durch, die es mit dem Rest verbinden. Er nimmt es aus dem Brustkorb und gibt es dem Assistenten, der das zurückgebliebene Blut unter dem Wasserkran herausspült, um es danach zu wiegen und wieder auf den Untersuchungstisch zu legen. Theo nimmt unser Herz, hält es in seinen behandschuhten Händen und hebt es dicht vor sein Gesicht. »Ich kann gut verstehen, dass du aufgegeben hast«, sagt er. »Wie viel wiegt es?«

»Einhundertneunundachtzig Gramm.«

Theo nickt langsam. »Das Gewicht eines Hundeherzens.« Ist es Kummer, den wir da heraushören? Entrüstung? »Das ist schon allerhand. Ich habe hier schon viele übel zugerichtete Körper auf dem Tisch liegen gehabt, aber dass Menschen ihren eigenen Körper so behandeln, das will mir immer noch nicht in den Kopf.«

»Denkst du, es war Selbstmord?«

Theo legt unser Herz auf den Seziertisch, damit der Fotograf ein Foto davon machen kann. »Wir werden natürlich alles so genau wie möglich untersuchen und ausschließen. Aber es würde mich wundern, wenn dabei etwas anderes herauskommt als Unterernährung. Und da ich keine Anzeichen von Zwang feststellen kann, läuft es darauf hinaus, dass diese Frau sich das selbst angetan hat.«

Oder wie wir es ausdrücken würden: dass sie uns das angetan hat. Allerdings würden wir nicht mit Bestimmtheit behaupten, dass es ohne Zwang geschehen ist. Wir sind nur ein einfacher Körper, und wir wissen längst nicht alles von Elisabeths geistigem Zustand, aber wir erinnern uns daran, dass Elisabeth in den letzten Jahren nie wieder etwas sagen oder machen konnte, ohne dass ihr widersprochen oder sie korrigiert wurde, und unserer Meinung nach ist das einer der Gründe, warum sie langsam, aber sicher immer weniger auf uns gehört hat. Wenn Theo gleich in unseren Hals schaut, wird er wahrscheinlich bemerken, dass nicht mehr viel von der Muskulatur unserer Stimmbänder übrig ist. Und angenommen, er würde vom Standardverfahren abweichen und auch unsere Hände einer genaueren Untersuchung unterziehen, die Haut unserer Finger und Handflächen aufschneiden, zur Seite klappen, um das Muskelgewebe zu untersuchen, dann würde er feststellen, dass die Muskeln dort außergewöhnlich stark entwickelt sind, viel stärker, als man das bei jemandem erwarten würde, der nicht zu wissen schien, was es hieß, für etwas zu kämpfen, aber das kommt daher, dass Elisabeth besonders gut darin war, gegen etwas anzukämpfen, nämlich gegen uns, gegen jedes Verlangen, das in uns war, und das machte sie mit geballten Fäusten, verborgen in den Taschen ihres viel zu großen Mantels, im Pullover oder der Strickjacke, jedes Mal, wenn wir ihr mitteilten, dass sie Hunger hatte, oder Durst, oder sie dringend ihre Beine ausstrecken musste, oder sie sich an einen fremden Mann im Zug kuscheln wollte. Dort, im Muskelgewebe unserer Hände, werden all ihre unausgesprochenen Verlangen bewahrt.

Wie es dazu kam, dass Elisabeth eines Tages beschlossen hat, statt auf uns, auf jemand anderen zu hören, wissen wir auch nicht genau, aber wir wissen sehr wohl, dass es klügere, subtilere Möglichkeiten als physischen Zwang gibt, um jemanden zu etwas zu bewegen; effektivere Möglichkeiten, einen Menschen dazu zu bringen, gegen die Impulse des eigenen Körpers anzukämpfen.

Aber um die subtileren Möglichkeiten geht es Theo nicht. Ihm geht es ausschließlich um das, was in uns stattgefunden hat. Er untersucht ein Organ nach dem anderen. Er schneidet sie heraus, reicht sie seinem Assistenten zum Wiegen, sucht nach Abweichungen. Die Leber, der Magen, der Darm, die Nieren. Alle viel kleiner, als sie sein sollten. Atrophie, Atrophie, Atrophie. Ansonsten keine Krankheitsanzeichen. Natürlich nicht, denn eigentlich waren wir kerngesund. Wir hatten das Potenzial, sehr alt zu werden. Doch Elisabeth hat uns geopfert, Stück für Stück, unterstützt von den Menschen um sie herum, weil sie beschlossen hatte, auf sie zu hören.

»Ich helfe dir«, hören wir ihre Schwester noch sagen. »Ich helfe dir. Aber dann musst du dir von mir auch helfen lassen.«

Und dann ballte Elisabeth ihre Hände zu Fäusten, aber das hat nicht geholfen, und deshalb liegen wir jetzt hier bei Theo, der inzwischen unsere ganze Brust- und Bauchhöhle von innen begutachtet und von jedem Organ ein kleines Stück abgeschnitten hat, um es später unter dem Mikroskop zu begutachten und um es aufzubewahren. Das ist eine schöne Vorstellung, dass ein paar kleine, aber signifikante Stücke von uns hierbleiben werden, in der Nähe dieses Mannes, der wirklich das Beste mit uns im Sinne zu haben scheint, völlig losgelöst von der Person, die uns gelebt hat. Wir können nicht in Theos Kopf schauen, aber vermutlich ist das der Grund, warum er uns nicht seinem Assistenten überlässt, sondern sich dazu entschließt, uns selbst zu verschließen. Nicht für die Hinterbliebenen, sondern für uns, weil wir noch da sind, der stille Zeuge der Art und Weise, auf die ein Mensch, gezwungen oder ungezwungen, seinen Körper verleugnen kann, bis ihm nichts anderes übrigbleibt, als vor dem Tod zu kapitulieren. Und wie traurig wir das auch finden, wir können uns trotzdem glücklich schätzen, denn wenn Elisabeth am Leben geblieben wäre, hätten wir nie erfahren, wie es ist, von einer liebevollen Hand in unserem Inneren berührt zu werden.

14

Wir sind die van Hellingens.

ANJA: Schon gehört? >:’-(((

MAARTEN: Ja, Scheiße

JOHAN: War gerade bei Papa. Echt traurig

MAARTEN: Unglaublich. Verdammte Scheiße

JOHAN: Dass es so weit kommen konnte

ANJA: Verdammtes Miststück. Sorry. Aber …

JOHAN: Sie hat es jetzt bestimmt auch nicht leicht

MAARTEN: Ja zu Recht. Jesses. Die eigene Schwester

ANJA: Ich hab an Papas Geburtstag noch gedacht, ob ich nicht was sagen müsste?

MAARTEN: Hätte nichts gebracht. Du kennst Melodie

ANJA: Hab nachts noch eine lange Mail geschrieben

ANJA: Dass die Lichtnahrungsfrau eine Betrügerin ist

ANJA: Kann man überall im Internet nachlesen

JOHAN: Ich hatte sie am nächsten Tag noch angerufen

ANJA: Ich dachte, wenn ich die Links direkt mitschicke

JOHAN: Wegen den Sachen, die sie zu Papa gesagt hatte

ANJA: Wegen der Demenz, meinst du

Maarten: Ich verstehe nicht, warum Papa sie überhaupt noch eingeladen hat. War ja nicht das erste Mal …

JOHAN: Ja

ANJA: Ja, das war echt krass

ANJA: Hab die Mail dann aber nicht mehr abgeschickt

ANJA: Ed hielt das für keine gute Idee

JOHAN: Hatte er wahrscheinlich recht

MAARTEN: Echt, was Papa manchmal erzählt hat, was sie ihm alles an den Kopf geworfen hat

ANJA: Was hat sie denn zu dir gesagt, Johan?

MAARTEN: Ich hätte sie längst enterbt

JOHAN: Puh, weiß nicht mehr so genau

JOHAN: Eigentlich dieselbe Leier

JOHAN: Dass sie probieren, im Einklang zu leben, und dass wir das früher nie gelernt hätten

JOHAN: Und dass wir nicht in Kontakt sind mit der Natur

JOHAN: Und dass Papa Mama deshalb dazu zwingt, Medikamente zu nehmen

MAARTEN: Wo nimmt sie das bloß her?

JOHAN: Sie wollte eher »ihre eigene Wahrheit sprechen«

JOHAN: Und sie fand, dass ich versucht habe, sie darin einzuschränken, indem ich sie später noch angerufen habe

JOHAN: Und ich könne sowieso nicht mitreden, weil ich ein Mann bin

JOHAN: Papa war nämlich viel netter zu Maarten und mir, meint sie

ANJA: Tja

MAARTEN: Was

ANJA: Tja, wirklich fair ging es natürlich nicht zu

ANJA: Ihr musstet nie was im Haushalt machen

MAARTEN: Jaja. Okay, aber das war ja auch irgendwie die Zeit

ANJA: Klar, ist auch lange her. Gibt Schlimmeres

MAARTEN: Sie musste doch auch nie was machen

MAARTEN: Musste doch immer üben

ANJA: Oh ja

MAARTEN: Wenn jemand von Papa bevorzugt wurde, dann sie. Jesses

JOHAN: Geht's noch, Maarten?

MAARTEN: Oh Entschuldigung, Herr Pfarrer ;)

ANJA: Aber habt ihr auch noch übers Essen gesprochen, Johan?

ANJA: Nach Papas Geburtstag?

JOHAN: Na ja, ich habe kurz gesagt, dass ich es Papa gegenüber nicht wirklich höflich fand, gar nichts zu essen

MAARTEN: Wohl eher unverschämt

MAARTEN: Erst erzwingen, dass die beiden anderen Knalltüten mitkommen dürfen, Papas Ausgaben verdoppeln, und dann lassen alle vier ihre Teller einfach unangerührt zurückgehen

ANJA: Aber nicht über ihre Gesundheit

MAARTEN: Was für eine Frechheit, echt …

JOHAN: Gesundheit?

ANJA: Du hast nicht gesagt, dass du es gefährlich findest, dass sie nichts essen

JOHAN: Nein, nicht direkt

MAARTEN: Jesses, Maria und Josef, man muss ja wohl niemandem erklären, dass es gefährlich ist, nichts zu essen

JOHAN: Maarten

MAARTEN: Ja sorry, Johan, aber ich bin eben gerade etwas aufgebracht. Meine Schwester ist gestorben

JOHAN: Könntest du vielleicht dabei trotzdem Gottes Sohn und die heilige Mutter aus dem Spiel lassen?

JOHAN: Das kränkt mich

MAARTEN: Ja, schon gut

ANJA: Ich war nämlich echt schockiert, wie sie aussahen

ANJA: Ich saß neben Elisabeth, und ihre Oberschenkel waren so dünn wie meine Arme

JOHAN: Und sie war total verschlossen. Ich habe sie danach oft in meine Gebete eingeschlossen. Und Melodie auch

ANJA: Aber hätten wir sie da nicht wegholen müssen?

JOHAN: Sie leidet nämlich genauso, das dürfen wir nicht vergessen

JOHAN: Elisabeth? Bei Melodie?

MAARTEN: Ich glaube einfach nicht, dass wir dieses Gespräch führen

ANJA: Ich habe da schon mit Ed drüber gesprochen

MAARTEN: Wer denkt sich sowas aus?

JOHAN: Du meinst, weil sie nichts gegessen haben?

MAARTEN: Wer denkt sich sowas aus, dass man seine eine Schwester vor der anderen beschützen muss? Was für ein Wahnsinn ist das?

ANJA: Ed arbeitet ja mit solchen Leuten

MAARTEN: Mit Irren

ANJA: Essstörungen

JOHAN: Dachte er an eine Essstörung

ANJA: Er hat Parallelen gesehen

JOHAN: Ich dachte, das wäre eher was für Teenager

ANJA: Darüber haben wir auch gesprochen

MAARTEN: Ob Melodie in ihrer Pubertät hängengeblieben ist?

ANJA: Darüber, wie Melodie als Teenager war

MAARTEN: Dafür braucht man keinen Psychologen, Anja

MAARTEN: Ein streberhaftes Cellomädchen, das nicht nach links oder rechts geschaut hat

ANJA: Wisst ihr noch, wie sie kurz vor ihrer Aufnahmeprüfung war?

MAARTEN: Weinerlich, hektisch, unausstehlich

ANJA: Komm schon, Maarten, sie ist immer noch unsere Schwester

JOHAN: Ich glaube, da habe ich schon nicht mehr zu Hause gewohnt

ANJA: Ja, Elisabeth war, meine ich, auch schon weg. Aber damals war sie auch richtig dünn

ANJA: An Papas Geburtstag habe ich das Bild plötzlich wieder vor mir gesehen, wie ich einmal mit ihr zur Schule gefahren bin

JOHAN: Du meinst jetzt Melodie

ANJA: Das riesige Cello auf dem Rücken

ANJA: Am Kanal musste sie absteigen, weil sie nicht gegen den Wind ankam

ANJA: Ja, wer sonst

JOHAN: Weil du vorher von Elisabeths Beinen gesprochen hast

ANJA: Ja, aber das ist ja gerade das Schlimme, Elisabeth hatte überhaupt nicht dieses Streberhafte von Melodie

ANJA: Sie war vielleicht ein bisschen still, aber ich hätte früher nie gedacht, dass mit ihr irgendwas nicht stimmt

JOHAN: Aber sie wurde auch nicht so hart rangenommen von Papa

MAARTEN: Rangenommen? Angebetet meinst du wohl. Es hieß doch immer nur Melodie hier und Melodie da. Und das Vermögen, das er damals für das Cello ausgegeben hat

JOHAN: Na ja, ich weiß nicht, Maarten. Wenn es gut lief mit dem Spielen, dann war er voll des Lobes, aber wenn er es nicht gut genug fand, musste sie sich was anhören

MAARTEN: Komm mir nicht auf die Tour. Arme, kaputte Melodie

JOHAN: Maarten

MAARTEN: Papa hat sie immer unterstützt und gefördert. Er ist damals sogar extra noch mal zum Konservatorium gegangen, als sie nicht ins nächste Semester durfte

MAARTEN: Was denn? Ich hab doch nichts mit Jesus gesagt?

MAARTEN: Und dann hat er sie vielleicht mal kritisiert

MAARTEN: Das hat er doch mit uns allen gemacht. Wenn wir mit einer Vier nach Hause kamen, haben wir doch auch was zu hören bekommen. Nein, das war nicht immer schön, aber er hat's nur gut gemeint. Und man kann ja auch sehen, wie weit uns das gebracht hat. Aus uns dreien ist doch was geworden

ANJA: Ja, aber ich wollte eigentlich nur sagen, dass Ed schon fand, dass es damals Anzeichen von Magersucht gab, was Melodies Verhalten angeht

JOHAN: Und Elisabeth?

ANJA: Elisabeth war meiner Meinung nach früher einfach normal

ANJA: Vor dem Burnout

MAARTEN: Na ja, sie hatte immer ganz schön wenig Humor

ANJA: Aber Papas Witze waren manchmal auch ganz schön übel

ANJA: Auf Mamas Kosten, meine ich

JOHAN: Er war nicht immer besonders taktvoll, stimmt schon

ANJA: Ich fand's auch nicht immer witzig

MAARTEN: Aber sie konnte echt nicht kochen

JOHAN: Was er natürlich nicht jeden Tag in unserem Beisein hätte betonen müssen

MAARTEN: Alles war immer fast noch roh oder verkocht oder verbrannt

ANJA: Wahrscheinlich fühlte sich Papa irgendwie ohnmächtig

MAARTEN: Und die Vorträge, die sie immer über die Umwelt gehalten hat. Ich versteh schon, dass er da manchmal Witze drüber machen musste

ANJA: Also Ed meint jedenfalls, dass Melodie früher vielleicht eine latente Essstörung hatte

ANJA: Und wenn das nicht eskaliert, aber auch nicht behandelt wird, kann das chronisch werden

JOHAN: Okay, aber ihre Mitbewohner? Essstörungen sind doch nicht ansteckend

ANJA: Ja, aber es gibt schon sowas wie kollektive Psychosen

ANJA: Und Ed meint, das könnte sowas sein. Er hatte noch nach passender Literatur gesucht, aber nichts gefunden

ANJA: Aber Melodie ist natürlich sowieso ziemlich dominant

MAARTEN: Ziemlich, ja. Und Elisabeth und die beiden anderen haben gar keinen eigenen Willen. Danach hat sie sie ausgesucht

ANJA: Also wir haben dann schon über die Fürsorge gesprochen

ANJA: Wohlfahrt oder sowas. Aber na ja, wir sind eben doch nicht so richtig in der Nähe

JOHAN: Ja, sie wohnen nicht gerade um die Ecke

ANJA: Und Ed hat bei der Arbeit schon genug Stress

JOHAN: Bin ich meines Bruders Hüter

MAARTEN: Wisst ihr, was ich so schlimm finde? Echt bescheuert

JOHAN: Das habe ich mich die ganze Nacht lang gefragt

MAARTEN: Dass Anja und Ed so viel darüber gesprochen haben, und Ed hat sogar nach Literatur gesucht, und Johan hat gebetet, und das alles, weil Melodie meinte, sie müsste Elisabeth unbedingt helfen

MAARTEN: Helfen! Davon hat sie immer gesprochen. Dass sie Elisabeth hilft. Dabei wäre gar keine Hilfe nötig gewesen, wenn sie Elisabeth nicht unbedingt ihre Hilfe hätte aufzwingen wollen

MAARTEN: Dann hätte Melodie schön in ihrer eigenen Essstörung oder diesem spirituellen Wahn schmoren können, und Elisabeth würde noch leben

MAARTEN: Ich meine, das hat einfach gar nichts gebracht

MAARTEN: Und dann habe ich noch gar nicht von Mama und Papa gesprochen, was die alles aufgehalst bekommen haben

JOHAN: Ja, das ist wirklich traurig

ANJA: Wurde eigentlich irgendwas wegen der Beerdigung besprochen?

JOHAN: All die guten Absichten

ANJA: Regelt Papa das, oder wir

ANJA: Weil Melodie kann das ja jetzt nicht machen, nehme ich mal an

JOHAN: Hängt davon ab. Ich hab ein paar Freunde angerufen, und die glauben, dass der Körper in ein paar Tagen freigegeben wird

JOHAN: Und sie glauben, dass Melodie auch nicht länger als ein paar Tage festgehalten wird

JOHAN: Und dann gehe ich davon aus, dass sie das selbst regeln will. Aber Bert sagt, dass wir das verhindern können, wenn Papa das machen möchte

MAARTEN: Denn eigentlich ist Papa als Vater doch der nächste Verwandte

ANJA: Wenn ich an Papas Stelle wäre, würde ich mich nicht darum streiten

JOHAN: Man müsste das schon geschickt angehen, meinte Bert.

Denn im Prinzip erhält derjenige, der zuerst ein Bestattungsunternehmen kontaktiert, automatisch das Recht, die Beerdigung zu organisieren. Aber Melodie wird vermutlich als Erste informiert, wenn der Körper freigegeben wird

JOHAN: Und eigentlich liegt es natürlich auf der Hand, dass Melodie das macht, weil sie so lange mit Elisabeth zusammengewohnt hat

MAARTEN: Also

MAARTEN: Wenn ein Mann seine Frau umbringt, dann hat er doch auch nicht das Recht, die Beerdigung zu organisieren, weil er mit ihr zusammengewohnt hat

JOHAN: Das ist jetzt kein schöner Vergleich

MAARTEN: Na ja, das ist gar nicht mal so weit hergeholt

JOHAN: Ich möchte nicht, dass du Melodie mit einem Mörder vergleichst

JOHAN: Die Ermittlungen laufen noch

MAARTEN: Okay, aber generell, Melodie ist in den letzten zehn Jahren vielleicht viel mit ihr zusammen gewesen, aber das waren jetzt auch nicht die besten Jahre ihres Lebens

JOHAN: Und Melodie ist auch unsere Schwester

MAARTEN: Und jetzt soll Melodie, weil sie zuletzt bei ihr war, die geeignetste Person sein, um den Abschied zu planen?

MAARTEN: Obwohl Elisabeth auch mehr als fünfzig Jahre lang unsere Schwester gewesen ist

MAARTEN: Und die Tochter von Mama und Papa

MAARTEN: Aber das werden sie bestimmt nicht berücksichtigen, wenn Melodie das organisiert

JOHAN: Das könnte schon sein

JOHAN: Aber ich will die Entscheidung eigentlich Papa überlassen, ob er das verhindern will oder nicht

ANJA: Könnte ein ganz schönes Drama werden

ANJA: Und Papa hat ja schon genug Sorgen

MAARTEN: Ich bin gespannt, ob sie uns einlädt

JOHAN: Davon können wir ja wohl ausgehen

MAARTEN: Ich wäre mir da nicht so sicher

JOHAN: Sollte es anders laufen, können wir immer noch eine eigene Gedenkfeier organisieren

ANJA: Okay, Jungs, ich muss jetzt wieder los, aber ich dachte noch, dass einer von uns vielleicht mit Papa in Kontakt bleiben könnte deswegen?

MAARTEN: Kann ich machen

ANJA: Johan?

JOHAN: Okay, wollte ich sowieso machen

ANJA: Oh sorry, Maarten, hab deine Nachricht nicht gesehen. Also wer macht das jetzt?

JOHAN: Ich habe gerade sowieso viel Kontakt zu Papa, weil ich noch mit der Bürokratie von Mamas Umzug zu tun habe, das geht also in einem Aufwasch

MAARTEN: Auch gut

ANJA: Super, Johan. Hältst du uns auf dem Laufenden? Ich bin gerade an einem komplizierten Fall dran, arbeite also abends noch viel

JOHAN: Mache ich

ANJA: Super, danke, und bis bald

MAARTEN: Alles Gute euch, und viel Erfolg

JOHAN: Wir bleiben in Kontakt

ANJA: Thx, euch auch

15

Wir sind das World Wide Web. Wir tragen alle Antworten auf alle Fragen in uns, auch wenn wir nicht garantieren können, dass es die richtigen Antworten sind. Doch das hält die meisten Menschen nicht davon ab, uns ihre brennendsten Fragen und tiefsten Ängste vorzulegen. Schauen wir uns nur mal Liesbeth an: Heute Morgen hat sie sich an ihren Arbeitscomputer gesetzt und den Browser geöffnet, aber nicht, um uns etwas zu fragen, das mit ihrer Arbeit zu tun hat. Das Erste, was wir sie in die Adresszeile tippen sahen, war: »Wie umgehen mit Tochter Magersucht«; danach suchte sie weiter nach »Unterstützung Essstörung« und »Therapie erzwingen Essstörung«, und mittlerweile ist sie dabei, die Ergebnisse von »Tipps Eltern Essstörung« durchzugehen. Wir haben schon oft beobachtet, wie sie diese Seiten besucht, aber sie besucht sie erneut, um noch mal nachzulesen, dass man Patienten mit einer Essstörung nur helfen kann, wenn sie das selbst wollen, jedoch müssten diese zuerst einmal akzeptieren, dass sie unter einer Essstörung leiden. Um erneut zu lesen, wie wichtig es ist, nicht bei jeder Mahlzeit zu diskutieren, weil dem Thema Essen dann noch mehr Bedeutung beigemessen werde, gleichzeitig solle man dem Patienten aber auch nicht recht geben oder sich seinem Wahn fügen. Und um sich von den Autoren dieser Artikel noch mal nachdrücklich vergewissern zu lassen, dass es nicht ihre Schuld ist, und dass sie vor allem für sich selbst sorgen müsse, denn das Letzte, was der Patient brauche, sei ein Angehöriger, der selbst auch noch daran zugrunde geht. Allerdings dürfe man die Schuld aber auch nicht dem Patienten geben, man müsse sich vergegenwärtigen, dass eine Essstörung eine Krankheit ist, und diese Krankheit ist der Grund dafür, dass sich der Patient so verlogen und selbstzerstörerisch verhält. Das Beste, was ein Angehöriger also machen könne, ist Verständnis zu zeigen und regelmäßig einen Raum zu bieten. Dann könne man, wenn der Patient schließlich so weit ist, über die Möglichkeit sprechen, sich Hilfe zu suchen. Und erneut sucht Liesbeth vergeblich eine Antwort auf die Frage, wie man verständnisvoll sein soll, nicht diskutieren soll und nicht beschuldigend wirken kann, ohne sich jemandes Wahn zu fügen, indem sie die Suchbegriffe »Verständnis und Diskussionsvermeidung Magersucht« und »Raum geben Magersucht« und »Wut Magersucht« eingibt, aber das bringt sie nur wieder auf die Seiten, die sie schon gelesen hat. Sie scrollt und klickt noch etwas hin und her, kopiert dann die Telefonnummern zweier Behandlungszentren und einer Selbsthilfegruppe für Angehörige in eine E-Mail an sich selbst, mit dem Betreff »Heute Abend anrufen!!!«, und klickt auf Senden. Danach schließt sie alle Tabs, löscht ihre Suchhistorie, öffnet einen neuen Tab und gibt Folgendes ein: »Elisabeth van Hellingen«.

Der Name führt sie direkt zur Website der Wohngruppe Klang und Liebe, auf der sie bei einem Text über Elisabeths Probleme hängenbleibt, von Melodie verfasst, die erklärt, Elisabeth habe schon immer Probleme damit gehabt, sich anderen zu öffnen, aufgrund nicht näher beschriebener Vorfälle aus der Vergangenheit. Es gibt auch Fotos: von Elisabeth mit Melodie, Muriel und Petrus; nur von Elisabeth und Melodie, und von Melodies Kompositionen, bunte Musiknoten auf selbst gezeichneten Notenlinien, mit der Bildunterschrift »Komposition Melodie van Hellingen, ausgemalt von Elisabeth«.

Eine Weile bewegt Liesbeth den Cursor über die Fotos und zeichnet imaginäre Kreise um Elisabeths Kopf. Dann klickt sie auf einen Link oben auf der Seite, »Melodie erzählt«. Sie wird auf die Facebook-Seite von Melodie weitergeleitet, und fängt an, Melodies Chronik durchzugehen, nach Elisabeths Namen suchend, lesend in der Zeit zurückreisend; ein paar Monate, ein Jahr, zwei Jahre, bis sie einen Bericht über den Neun-Tage-Prozess findet. Sie liest die Berichte nacheinander, angefangen bei Tag eins und von dort aus wieder nach oben scrollend.

MELODIE VAN HELLINGEN
12. September 2016

Neun-Tage-Prozess Tag 1
Heute haben wir mit dem Neun-Tage-Prozess angefangen! In neun (drei mal drei!) Tagen werden wir uns von unserer Abhängigkeit von Nahrung befreien. Wir werden in der kommenden Zeit zweimal pro Tag online von Maruko begleitet, der selbst in den USA wohnt. Am Anfang wurde die Verbindung ein paar Mal unterbrochen, aber insgesamt hat es sehr gut geklappt. Neben uns vieren, mir, Muriel, Petrus und meiner Schwester Elisabeth, die auch bei uns wohnt, waren zwei amerikanische Männer aus Arizona und eine französische Frau aus Kanada dabei. Eine internationale Runde also! Wegen des Zeitunterschieds wollte Maruko

die erste Sitzung gerne starten, wenn es bei ihm Morgen ist, was bei uns 3 Uhr nachts ist, und die zweite Sitzung wird dann für uns um 12 Uhr mittags stattfinden. Uns hat es nichts ausgemacht, extra so früh aufzustehen, und Maruko meinte, dass wir wahrscheinlich sowieso sehr bald viel mehr Energie haben und deshalb viel weniger Schlaf benötigen werden. In der ersten Sitzung haben wir direkt ein sehr schönes Ritual gemacht, um unsere Absicht zu festigen, ein höheres Bewusstseinslevel zu erreichen. Die Affirmation (eine Art Bestätigungsspruch, der auch inspirieren kann!), den wir dazu aufsagten, lautete: »Das Universum nährt mich.« Was für ein wundervoller Ausgangspunkt, der auch bestens zu meiner Erfahrung und meinen Gefühlen passt. Außerdem haben wir ungefähr eineinhalb Stunden lang unter Marukos Leitung Atem- und Lichtmeditation gemacht. Man merkt wirklich, dass er sehr viel Erfahrung hat, die Meditationen hatten sehr viel Tiefgang! Der Kontakt war sofort sehr stark, obwohl ein Ozean zwischen uns lag. Das hat mit den gleichen Frequenzen zu tun, hat Maruko gesagt, und ihm ist aufgefallen, dass wir die Frequenz als Gruppe sehr schnell gefunden haben! Das hat mich sehr gefreut, ich habe die letzten Jahre sehr viel Energie darauf verwendet, die Gruppe auf ein Grundlevel zu bringen, und jetzt können wir die Früchte davon ernten. Haben den Rest des Tages nur Saft getrunken, und das fühlt sich schon sehr leicht an, als würde schon jetzt viel mehr Energie freigesetzt.

13. September 2016

Tag 2
Haben heute mehr Infos zum Aufbau vom Neun-Tage-Prozess bekommen. Ursprünglich hat Maruko den Prozess in dreißig Tagen gemacht, aber er hat ihn aufgrund seiner Erfahrung an neun Tage angepasst. An den mittleren drei Tagen werden wir weder essen noch trinken, der Prozess ist also extra symmetrisch aufgebaut, was auch zur Regelmäßigkeit passt, die man überall in der Natur und im ganzen Universum findet! Denn was wir im Kleinen machen, passiert genauso im großen Maßstab im Weltall, und das wird wiederum in unseren Körperzellen und selbst auf Atomniveau gespiegelt. Diese Erklärung war für uns vollkommen neu, aber das passt sehr gut zu den Eingebungen, die ich schon viel länger hatte! Was für ein Privileg, auf diese Weise mit Gleichgesinnten in Kontakt zu treten und die Weisheit auszubauen und zu teilen. Gemeinsam mit diesen Leuten am anderen Ende der Welt haben wir uns auf eine besondere Reise begeben, und es wirkt schon jetzt so, als würden wir Fortschritte machen! Ohne die Energie, die man sonst für das Essen und das Verdauen verbraucht, bleibt viel mehr Energie für die Wahrnehmung und die Kommunikation übrig. Vor allem Muriel und ich merken das schon sehr stark, dabei ist das erst der zweite Tag! Bei Petrus und Elisabeth scheint es etwas langsamer zu gehen, aber Maruko sagt, dass das damit zu tun hat, wie viele Abfallstoffe und negative Energie man loslassen muss, weshalb es bei der einen Person länger dauern kann als bei der anderen. Aber

er meinte auch, dass Muriel und ich wohl eher die Ausnahme sind, denn bei Menschen, die weniger Erfahrung mit Meditation haben und nicht so offen für Neues sind, dauert es länger! Und zum Glück haben Petrus und Elisabeth die nächsten sieben Tage noch genügend Zeit, auf dieses Niveau zu kommen, wobei wir einander natürlich bedingungslos unterstützen, auch mit jedem Widerstand, der auf uns zukommen kann. Die neun Tage wurden so konzipiert, dass sie für jeden funktionieren, wir vertrauen also voll und ganz darauf. Kurzum: Wir sind unglaublich inspiriert und freuen uns auf die drei Tage ohne Essen und Trinken, die auf uns zukommen!

MELODIE VAN HELLINGEN
17. September 2016

Tag 6
Schon der sechste Tag! Die letzten drei Tage waren etwas ganz Besonderes, mit Tag 5, genau in der Mitte des Prozesses, als Höhepunkt. Schon am vierten Tag wurden wir alle ganz ruhig und entspannt. Ich selbst habe auch eine Art Schwingung gespürt und gesehen: kleine, bewegliche Punkte, wirklich außergewöhnlich. Ich glaube, ich war die Einzige, die das gesehen hat. Aber auf uns alle hat der Prozess einen deutlichen Effekt. Wir kommen unseren Gefühlen viel näher, und alles Oberflächliche und alle Masken fallen von uns ab. So kommen auch heftige Emotionen frei, vor allem bei Petrus. Er hatte heute so viel Widerstand, dass er damit gedroht hat, den Prozess abzubrechen und sogar

die Gruppe zu verlassen! Aber durch gutes Zureden und mit Muriels Hilfe habe ich ihn dazu gebracht, einzusehen, dass die starken Emotionen gerade eben ein Beweis dafür sind, wie dringend er diesen Prozess und uns als Gruppe braucht, um seiner Einsamkeit zu entkommen. Am Ende bekam er einen heftigen Anfall, was sich für uns alle sehr bedrohlich anfühlte, aber nachdem die Emotionen erst mal raus waren, breitete sich eine tiefe Ruhe aus. Es fühlte sich wirklich wie eine Befreiung an, für Petrus, aber auch für mich und Muriel. Konflikte und Liebe scheinen zwei Seiten von ein und derselben Medaille zu sein, und alles führt am Ende zu einer viel intensiveren Ganzheit. Ich bin unglaublich dankbar, diese schöne Reise zu viert und mit den anderen Leuten aus Amerika erleben zu dürfen!

MELODIE VAN HELLINGEN

20. September 2016

Tag 9

Haben heute Mittag mit der ganzen Neun-Tage-Gruppe den Prozess abgeschlossen. Wir fühlen uns wie neugeboren, als Gruppe, aber auch als Individuum. Unglaublich schön, gemeinsam auf eine so intensive und befreiende Zeit zurückblicken zu können! Essen hat sich wie erwartet als total abhängig machender und ablenkender Faktor in unserem Leben erwiesen. Jetzt, da wir uns davon befreit haben, können wir selbst entscheiden, wie groß die Rolle von Nahrung in unserem Leben sein soll. Das gibt uns sehr viel Energie für die wirklich wichtigen Dinge im Leben: die persönliche

Entwicklung, die Weiterentwicklung und den echten Kontakt, fühlen, was man wirklich braucht, und ausgehend von dieser Abstimmung eine andere Geschichte (einen anderen KLANG!) in die Welt tragen, für mehr Harmonie (LIEBE!), für ein natürlicheres und nachhaltigeres Leben, ohne die Erde zu belasten. Wir freuen uns sehr darauf, völlig unabhängig von Nahrung weiterzuleben.
Wir können den Neun-Tage-Prozess jedenfalls jedem empfehlen!

PS: Klick für eine Aufnahme von den »Wir sind Licht«-Affirmationen, die ich vertont habe, auf diesen Link (wer gut zuhört, erkennt die Melodie von »Old MacDonald Had a Farm«, ich habe daraus eine spirituellere Version gemacht)

Liesbeth klickt auf den Link, und ein Youtube-Video erscheint auf ihrem Bildschirm, das automatisch abgespielt wird. Fotos von der Wohngruppe gleiten über den Bildschirm, begleitet von zittrigem A-cappella-Gesang. Tatsächlich erkennt sie die Melodie von »Old MacDonald Had a Farm«, hier und da wurde eine Note hinzugefügt, damit der Text zur Melodie passt. Als das Video zu Ende ist, fängt automatisch ein neues Video an. »Wohngruppe Klang und Liebe stellt sich vor!« steht dort in bunten Buchstaben, und einer nach dem anderen erscheinen die vier Mitglieder im Bild und stellen sich vor.

Noch bevor das Video zu Ende ist, spult Liesbeth zurück. Mit dem Zeiger schiebt sie die rote Kugel unter dem Bild an die Stelle, an der Elisabeth erscheint, als Letzte von den vieren, um etwas über sich selbst zu erzählen. Ein einziger Satz ist es, mühevoll vorgetragen. Liesbeth spielt den Ausschnitt mehrmals hintereinander ab und lässt Elisabeths Stimme über die Lautsprecher ihres Computers zu sich sprechen.

»Ich bin Elisabeth, und ich bin Melodies Schwester.«

»Ich bin Elisabeth, und ich bin Melodies Schwester.«

»Ich bin Elisabeth, und ich bin Melodies Schwester.«

16

Wir sind der Zweifel. Sehr lange ist es Muriel gelungen, uns vor sich selbst geheim zu halten, so zu tun, als gäbe es uns nicht, doch seit sie festgenommen wurde und ganz allein in einen abgeschlossenen, sieben Quadratmeter großen Raum gesteckt wurde, fällt es ihr immer schwerer, uns zu ignorieren. Und jetzt, da sie in dem kleinen Verhörzimmer sitzt, mit ihrem Anwalt schräg hinter sich und Liesbeth und Asif vor sich, die beide ihr freundlichstes Gesicht aufgesetzt haben, bereit, uns mit verwirrenden Fakten und Fragen zu füttern, wird es hoffentlich nicht mehr lange dauern, bis sie sich endlich geschlagen gibt.

»Wir haben gestern nämlich den Bericht der Forensik erhalten«, sagt Asif. »Und die kommt zu dem Schluss, dass Ihre Mitbewohnerin an Unterernährung gestorben ist.«

»Und Sie sagten gerade, Sie hätten gedacht, dass sich alle besser fühlten, seit Sie gemeinsam den Neun-Tage-Prozess durchlaufen hatten«, fügt Liesbeth hinzu, »aber vielleicht können Sie jetzt noch mal überlegen – jetzt, wo Sie wissen, dass Unterernährung die Todesursache war –, ob Ihnen nicht doch irgendwas einfällt. Etwas, woran Sie hätten merken können, dass es Elisabeth nicht gut ging. Vor allem, was ihre Gesundheit angeht.«

»Ihre Gesundheit«, wiederholt Muriel.

»Ja«, sagt Asif, »Kleinigkeiten vielleicht. Anzeichen der

Schwächung. Weniger Ausdauer. Haarausfall. Gewichtsverlust. Hautprobleme. Wenn Sie jetzt darüber nachdenken, erinnern Sie sich dann an Momente, in denen Ihnen so etwas aufgefallen ist?«

Und mit dieser Frage können wir uns endlich vom versteckten zum zugänglichen Teil von Muriels Bewusstsein bewegen, um Platz für den Gedanken zu machen, dass die Antwort vielleicht »Ja« lautet, dass sie nicht ohne Grund vor Hunger nicht schlafen konnte, dass sie nachts nicht grundlos Berechnungen über ihre eigene Kalorienzufuhr und die der anderen angestellt hat, dass die Ergebnisse dieser Berechnungen ihr in den letzten Wochen nicht umsonst noch mehr Bauchschmerzen bereitet hatten, und dass Elisabeth tatsächlich diejenige war, um die sie sich am meisten gesorgt hatte. Und aufrichtig, wie Muriel ist, ist sie kurz davor, diese Erkenntnis sofort mit den Ermittlern zu teilen, doch dann fällt ihr wieder ein, warum sie hier sitzt; sie ist eine Verdächtige, und ihr Anwalt hat ihr gesagt, sie solle immer um eine Pause bitten, wenn sie sich nicht sicher sei, ob sie eine Aussage vielleicht belasten könne, um das mit ihm zu besprechen. Sie dreht sich zu ihrem Anwalt um, und er nickt ihr freundlich zu.

»Ich würde mich gerne kurz mit meinem Anwalt besprechen.«

Asif und Liesbeth tauschen einen Blick aus, nicken dem Anwalt zu und stehen auf. Sobald sie den Raum verlassen haben, schiebt der Anwalt seinen Stuhl vor, damit er neben ihr sitzt, und mit besorgtem Blick – ein bisschen wie ihr Vater, denkt Muriel – fragt er, was los ist.

»Erzähl«, sagt er, »du kannst es mir ruhig erzählen, Mädel«, und kurz kann man seine Brabanter Herkunft an seiner Aussprache erkennen, weshalb er Muriel noch mehr an ihren Vater erinnert, und ihr schießen schon die Tränen in die Augen, doch er gibt ihr nicht die Chance, zu weinen. »Erzähl es mir einfach so kurz und knapp wie möglich.«

Muriel nickt, schluckt mehrere Male und erzählt. Alle kleinen und großen Erinnerungen und Gedanken, die uns in den letzten Tagen angefacht haben, sprudeln aus ihr hervor. Dass Muriel, seit sie vor zwei Jahren den Neun-Tage-Prozess gemacht haben, eigentlich immer Hunger hatte, dass sie sich also vielleicht gar nicht besser fühlte, sondern sich eher in einer Art Rausch befand, sie die ganze Zeit eine Art Nebel in ihrem Kopf hatte, weshalb sie nicht mehr so klar denken konnte, was zwar auch irgendwie angenehm gewesen war, aber vielleicht doch ein Zeichen dafür, dass das nicht wirklich gesund war, was sie da machten, und dass sie diejenige war, die meistens ihre Kleidung flickte, und dass sie alle Hosen schon mehrmals hatte enger machen müssen, die von Elisabeth aber am häufigsten, was bei ihr auch die Frage aufgeworfen hatte, ob sie es auch richtig machten, und ob Elisabeth dem wirklich gewachsen war, denn der Mann vom Neun-Tage-Prozess war selbst gar nicht so dünn, er hatte sogar ein kleines Bäuchlein, wenn sie es richtig gesehen hatte, während sie in der Wohngruppe alle sehr stark abgenommen hatten, und ohne Melodie die Schuld geben zu wollen, vermutet sie im Nachhinein, dass Melodie eigentlich als Einzige wirklich begeistert bei der Sache war, und Melodie ist schon jemand, der Menschen gut mit ihrer Begeisterung anstecken kann, jemand, bei dem man das Gefühl hat, ihm vertrauen zu können, sie weiß einfach sehr viel, durch all das, was sie selbst durchgemacht hat, hat sie sehr viel Weisheit, und dann ist es manchmal schwierig, ihr zu widersprechen, wenn sie dann also sagt, oder sagte, sie fühle, dass es für alle sehr befreiend gewesen sei, und man es auch habe hören können, dass sie alle viel klarer gesungen hätten, dann neigte man dazu, ihr zu glauben, denn Melodie ist auch diejenige, die am meisten über Musik weiß, und sie hat ein absolutes Gehör, aber jetzt im Nachhinein fragt sich Muriel schon, ob sie sich selbst auch wirklich befreit gefühlt hat, wie ein Schmetterling meint sie damit, einer, der jeden Moment seine Flügel entfalten könnte, um wegzufliegen, und dann denkt sie, dass die Antwort eher Nein lautet; es war eher so, dass alles viel zeitaufwändiger und komplizierter geworden war, denn sie verwendeten alles in allem sehr viel Zeit auf das Singen der Affirmationen, auf die Atemmeditationen und die Lichtsitzungen, und auch auf die Gespräche darüber, was das mit ihnen machte, und die Diskussionen über die Frage, wann sie wieder essen sollten und wie sie damit umgehen sollten, wenn sie Essen angeboten bekamen, und Melodie steckte auch sehr viel Zeit in Newsletter und Facebook-Berichte, in denen sie vom Nicht-Essen erzählte, und manchmal hatte Muriel das Gefühl, sie würden das machen, um Geld zu sparen, weil die letzten Fördergeldanträge alle abgelehnt worden waren, und sie möchte noch mal betonen, dass sie Melodie nicht die Schuld geben will, aber um auf die Frage der Ermittler nach ihrer Gesundheit zurückzukommen, war es in den letzten Wochen physisch tatsächlich ganz schön schwierig geworden, eigentlich für alle, weil sie immer viel drinnen und zu Hause gewesen waren und jetzt plötzlich jeden Tag zu Melodies Mutter fahren mussten, die in einer anderen Stadt wohnte, und Muriel hat in einer ihrer schlaflosen Nächte ausgerechnet, dass sie dadurch pro Tag mindestens fünfhundert Kalorien zusätzlich verbrannten, und sie tranken nicht mehr

Gemüsesaft als sonst, wenn man also doch kurz in Betracht zog, dass sie nicht nur von Licht und Luft erhalten werden konnten, sondern es mit der Energie, die sie über Nahrung zu sich nahmen, schaffen mussten, dann war das sehr wohl ein Zeitraum gewesen, in dem sie viel mehr Energie verbrannten, während sie gleichzeitig strukturell viel zu wenig Energie aufgenommen hatten, und um noch mal auf die Frage der Ermittler zurückzukommen: Sie hatte in den letzten Wochen schon bemerkt, dass Elisabeth nicht mehr wirklich mitkam, und zwar buchstäblich, denn sie hatte sich während der Spaziergänge mit Melodies Mutter – und somit auch mit Elisabeths Mutter, Melodies und Elisabeths Mutter – mehrmals an den Straßenrand setzen müssen, weil sie nicht mehr weiterkonnte, und dann hatten sie alle gewartet, bis sie wieder zu Atem gekommen war und Melodie ihr hochgeholfen hatte und sie wieder weitergehen konnte, und im Nachhinein macht das auf Muriel keinen gesunden Eindruck, und um noch genauer auf die Frage einzugehen, ob es Anzeichen dafür gab, dass es Elisabeth nicht gut ging, denkt sie bei näherer Betrachtung, dass die Antwort »Ja« lautet, sie glaubt, sie hätte in der Nacht sogar sowas gesagt, aber sie ist sich da nicht mehr ganz sicher, ob sie es gesagt oder nur gedacht hat, aber sie weiß noch ganz genau, dass sie sich fragte, ob sie nicht einen Arzt rufen mussten, oder einen Krankenwagen, und sie weiß auch nicht mehr genau, ob, falls sie es laut gesagt hat, Melodie darauf wirklich geantwortet hat, dass das nicht nötig sei, weil es natürlich sei, was dort gerade geschehe, oder ob sie nur gedacht hatte, dass Melodie wahrscheinlich so etwas sagen würde, und sie deshalb beschloss, die Frage wegen des Arztes und des Krankenwagens nicht zu stellen, aber wie auch immer, kurz danach war sie mit Melodie einer Meinung gewesen, dass es sehr natürlich und richtig war, wie Elisabeth gestorben war, nur im Nachhinein, da sie jetzt hier gelandet sind, zweifelt sie doch daran, an allem eigentlich, an der Frage, ob das überhaupt möglich ist, nichts zu essen, und ob alles, was natürlich ist, auch per se besser ist, und ob sie glücklicher ist, seit sie in der Wohngruppe Klang und Liebe wohnt, und noch viel mehr, aber die quälendste und gefährlichste Frage ist, ob sie nicht die Schuld daran trägt, dass Elisabeth gestorben ist, weil sie keinen Krankenwagen gerufen hat, obwohl sie darüber nachgedacht und es vielleicht auch laut ausgesprochen hat, denn wenn sie einen Krankenwagen gerufen hätte, wäre Elisabeth jetzt vielleicht noch am Leben, und dann hätten sie vielleicht auch ein realistischeres Bild von dem Effekt von Lichtnahrung auf ihre Gesundheit bekommen, denn vielleicht mussten sie doch zu dem Schluss kommen, dass sie in spiritueller Hinsicht einfach noch nicht so weit waren; Melodie natürlich schon, aber selbst benötigt Muriel ehrlich gesagt immer noch Essen, jedenfalls fühlt sie sich viel besser, seit sie hier die Butterbrote gegessen hat, aber wenn sie das alles den Ermittlern erzählt, dann muss sie vielleicht – sie schluckt erneut mehrere Male –, dann muss sie vielleicht ins Gefängnis, und sie weiß nicht, ob sie das aushält, so lange allein, und es ist eine schreckliche Vorstellung, das ihren Eltern erzählen zu müssen, auch wenn sie eigentlich kaum noch Kontakt haben, aber sie hat sich überlegt, dass sie das gerne ändern würde, dass sie ihre Familie vielleicht wieder ab und zu sehen und sprechen möchte, aber auch, wenn sie es nicht selbst erzählt und sie es über Umwege erfahren, würde es immer noch ein riesiger Schock und eine echte Enttäuschung für sie sein, dass gerade sie, die immer so eine vielversprechende Zukunft hatte, für den Tod ihrer Mitbewohnerin verurteilt wird, das würde ihren Vater, und ihre Mutter wahrscheinlich auch, sehr enttäuschen und verletzen, und das will sie nicht, das will sie nicht zulassen, wenn sie es verhindern kann, aber sie will auch nicht gegen das Gesetz verstoßen und die Ermittler anlügen, und sie will noch mehr sagen, aber der Anwalt unterbricht sie, sie haben keine Zeit mehr, sagt er, in den übrigen zwei Minuten sollten sie seiner Meinung nach besser über ihre Strategie für das Verhör reden. Er ist der Typ Mensch, auf den wir nahezu keinen Einfluss nehmen können, jemand, der immer genau zu wissen scheint, wie alles zusammenhängt, der erst eine echte Krise haben müsste, bevor wir ihn zu packen bekämen, und auch jetzt weiß er genau, wie sie vorgehen müssen: Muriel soll alles, was sie ihm gerade erzählt hat, für sich behalten. Sie dürfe während des Verhörs natürlich nicht lügen, da habe sie recht, aber man könne die Wahrheit nur dann sagen, wenn man etwas ganz genau wisse, hält er ihr vor, wenn sie also nicht sicher wisse, was sie gesagt oder gedacht habe in Bezug auf das Rufen eines Krankenwagens oder eines Arztes, dann solle sie darüber besser nichts sagen. Und auch was den Rest angeht, schlägt er vor, damit so gut wie möglich hinterm Berg zu halten.

»Wiederhol mal diesen Satz«, sagt er. »Falls es Anzeichen gab, habe ich sie nicht bemerkt.«

»Falls es Anzeichen gab, habe ich sie nicht bemerkt.«

»Gut. Noch mal?«

»Falls es Anzeichen gab, habe ich sie nicht bemerkt.«

»Sehr gut. Und wenn sie dann fragen, ob es Anzeichen gab, sagst du: Das weiß ich nicht mehr. Denn du weißt es ja wirklich nicht mehr. Woran du dich jetzt erinnerst, interpretierst du im Nachhinein als Anzeichen, aber in dem Moment, als es passierte, war das noch nicht so. Wenn du also sagst, du wüsstest es nicht, ist das die ehrlichste Antwort, die du geben kannst. Denn es stimmt, dass du nicht mehr genau weißt, ob du die Dinge damals auch schon alarmierend fandest. Denn du hast Melodie doch geglaubt, oder? Du hast doch auch daran geglaubt, dass ihr das Richtige tut, oder?«

Muriel nickt langsam.

»Okay. Du kannst also einfach sagen, dass du dich nicht an alarmierende Signale erinnerst, denn du weißt nicht mehr, ob sie dich alarmierten, und wenn du das so sagst, ist das definitiv keine Lüge.«

Muriel nickt erneut, diesmal etwas weniger zögerlich. Das müssen wir ihm lassen: Er scheint es geschafft zu haben, uns so umzubiegen, dass wir die Beweislage gegen Muriel schwächen und nicht stärken, indem er sie an allen belastenden Fakten zweifeln lässt, die sie ihm gerade gestanden hat. Um ihr noch mal auf die Sprünge zu helfen, bevor die Ermittler wieder reinkommen, sagt er: »Denn du willst nicht für eine längere Zeit in der Zelle landen, und das ist sehr verständlich, denn da gehörst du nicht hin, das steht definitiv fest. Also merk dir das gut: Du erinnerst dich nicht an Anzeichen der Schwächung oder andere alarmierende Signale.«

Und Muriel, die es gewohnt ist, zu tun, was andere ihr überzeugend sagen, tut, was der Anwalt ihr gesagt hat. Als Asif und Liesbeth reinkommen und das Gespräch wiederaufnehmen, wiederholt sie den Satz, den sie geübt hat, und sie unterdrückt die Frage, ob es stimmt, was sie gerade sagt, ob es nicht doch anders war, und auch das bekommt sie gut hin: Sie weiß, wie sie uns zugunsten einer Geschichte unterdrücken kann, an die sie glaubt.

Je öfter Muriel die Sätze wiederholt, desto mehr hängen die Mundwinkel von Liesbeth und Asif. Ihr Anwalt hört mit einem wohlwollenden Lächeln zu und lacht sich sichtlich ins Fäustchen über seine Taktik, Muriel an ihre eigene Halbwahrheit glauben zu lassen. Sie macht das großartig; sie sagt nichts, womit die Ermittler im Zuge der Anklage etwas anfangen können. Gelassen schaut er dabei zu, wie Asif und Liesbeth Muriel bearbeiten, er mit einer immer krampfhafteren Freundlichkeit, sie mit immer fester verschränkten Armen, bis die beiden aufgeben und das Gespräch beenden. Mit dem Gefühl, nur mit knapper Not davongekommen zu sein, lässt sich Muriel zur Zelle zurückbringen, und wir begleiten sie, darauf lauernd, sie erneut zu überfallen, sobald sie wieder allein ist.

17

Wir sind die Erzählung. Langsam und vorhersehbar steuern wir auf unser Ende zu – auf die Klimax, oder die Antiklimax, das ist noch fraglich. Wenn die Autorin so weitermacht, wird es wohl eine Antiklimax. Wir sehnen uns nach einem kleinen Schubs, einer unerwarteten Wendung, einer neuen Figur, die Sachen weiß, die alles, was zuvor geschehen ist, in ein anderes Licht rücken, doch die Autorin hat wohl gerade Besseres zu tun. Die findet ihre Bauchschmerzen und die dazugehörige Diagnose, die sie im Internet gefunden hat, wichtiger als ihre Figuren, unsere Figuren, die in diesem Augenblick wie vergessene Marionetten in der Leere baumeln, darauf wartend, wieder in Bewegung gebracht zu werden. Die Autorin hat keine Zeit dafür, Sachen zu erfinden, die uns interessanter machen würden. Dabei gibt es noch so viel Spannendes zu erzählen.

Über Elisabeth zum Beispiel: Was hat sie so aus dem Gleichgewicht gebracht, und warum hat sie so wenig gesprochen, dass sie auf ihre Umwelt einen nahezu schwachsinnigen Eindruck machte? Dahinter muss doch mehr gesteckt haben, dafür kann man sich doch sicherlich einen Grund ausdenken. Inzest vielleicht, oder Missbrauch durch einen Nachbarsjungen. Oder sie wurde als Kind gemobbt; so etwas kann zu wundervoll erschütternden Szenen führen. Vielleicht sitzt das Problem noch viel tiefer. Elisabeths Mutter könnte, bevor sie Elisabeth bekam, eine Abtreibung gehabt haben, und diesem abgetriebenen Kind gegenüber empfand sie eine schwere Schuld, weshalb sie Elisabeth, als sie geboren wurde, oder vielleicht sogar schon davor, mehr oder weniger ignoriert hat, und das könnte dann in einer Szene kurz nach der Geburt im Krankenhaus beschrieben werden, in der ihre Mutter fast vergisst, die frisch geborene Tochter mit nach Hause zu nehmen, und dabei könnte dann der Eindruck erweckt werden, Elisabeth sei schon vor ihrer Geburt für die Menschen um sie herum unsichtbar gewesen, was sich nie geändert hat, bis sie schließlich buchstäblich verschwand.

Oder irgendwas mit einem Hilferuf, das wäre auch spannend. Angenommen, auf den nächsten Seiten kommt heraus, dass Elisabeth kurz vor ihrem Tod doch noch um Hilfe gebeten hat. Sie hätte mit einer schwachen Stimme, die, um es noch dramatischer zu machen, beispielsweise nur von Melodie gehört wurde, »Hilf mir, hilf mir« sagen können, oder noch konkreter »Cola, gib mir etwas Cola«. Das sind nur ein paar Vorschläge. Cola würde vielleicht nicht so ganz zu Elisabeth passen, andererseits, wer weiß, was einem Menschen in Todesnöten so alles in den Sinn kommt? Wenn sie sich bemühen würde, könnte sie das ziemlich glaubwürdig rüberbringen, unsere Autorin. Sonst könnte sie auch Saft daraus machen. Oder Holunderbeersirup. »Gib mir etwas Holunderbeersirup.« Oder sie könnte schreiben, dass Elisabeth nach einem Arzt gefragt hat, und Petrus hatte das Telefon schon in der Hand, aber Melodie wollte ihn aufhalten, und es kam zum Streit, ein Streit, den Melodie gewann, weil sie die Tatsache, dass Petrus einen Arzt holen wollte, als eine Art des Davonlaufens vor seinem Widerstand darstellte, was immer gut funktionierte, weil Petrus auf keinen Fall ein Davonläufer sein wollte, aber trotzdem musste er sich erst noch die Lungen aus dem Leib schreien, bevor er Melodie recht gab, etwas, womit er ihr Munition geliefert hätte, denn sieh doch nur, was du gerade machst, Petrus, du schreist herum, während Elisabeth todkrank im Bett liegt, das geht doch nicht, dieses Verhalten ist wirklich inakzeptabel, du bist in Ordnung, Petrus, dich als Person würde ich nie fallenlassen, aber das hier ist einfach inakzeptabel, geht es jetzt wieder, kannst du dich jetzt wieder etwas beruhigen, setz dich erst mal ganz ruhig auf das Sofa und hol mal tief Luft. Sowas wäre schön, ein großer Krach, von dem noch niemand weiß, auch die Ermittler nicht, und das kommt dann im letzten Moment ans Tageslicht, während des Verhörs von Melodie, die wegen einer gekonnten, empathischen Bemerkung von Asif plötzlich einknickt und diese ganze unbekannte Episode auf einmal den Ermittlern offenbart.

Und was die Autorin auch noch machen könnte: Sie könnte diesen Mann vom Neun-Tage-Prozess, diesen Maruko, plastischer darstellen, als überzeugten Verkünder schädlichen Gedankenguts, zum Beispiel, indem sie beschreibt, wie Melodie ihn während der Videokonferenz fragt, ob wirklich jeder dazu fähig sei, sich von Nahrung loszusagen, weil bei ihr zu Hause nicht alle gleich fit seien, und auch nicht gleich weit, was die spirituelle Entwicklung angehe, und bei einigen auch etwas Widerstand vorhanden sei, woraufhin Maruko geantwortet hätte, dass er fest davon überzeugt sei, dass es jeder könne, und dass es weniger mit der physischen Stärke zu tun habe, sondern viel mehr mit dem Durchsetzungsvermögen, weshalb es wichtig sei, dass sie, die Fragenstellerin, »*Melody, what a beautiful name, by the way, it suits you so well*«, weiter an den Weg glaube, den sie eingeschlagen hatten, um auch ihren Freunden dabei helfen zu können, durchzuhalten, denn sie würden letztendlich alle gemeinsam daran wachsen. Irgendwas in der Richtung.

Allerdings müssen wir bemängeln, dass wir wegen der ganzen Aufmerksamkeit, die Melodie bekommt, allmählich etwas anspruchslos werden. Immer, wenn wir uns ein bisschen in Elisabeths Richtung bewegen, grätscht Melodie dazwischen. Die Autorin – wer sollte ihre Absichten in Bezug auf uns besser durchschauen als wir – will es so aussehen lassen, als wäre Elisabeth ein großes Rätsel, das nicht gelöst werden kann, ein schwarzes Loch, das nur über die Bewegungen drumherum wahrgenommen werden kann. Sie will das Rätsel, das Elisabeth darstellt, intakt lassen, weil das ihrer Meinung nach im echten Leben auch so ist, dass andere Menschen, und vor allem diejenigen, die schon tot sind, Rätsel sind, die frustrierenderweise nicht gelöst werden können, aber wir verstehen nicht so richtig, warum sie uns unbedingt dafür missbrauchen muss, ihren Standpunkt zu verdeutlichen. Mal im Ernst, das echte Leben? Als würden wir dem echten Leben ähneln. Haben Sie schon mal im echten Leben erlebt, dass die Erzählung das Wort ergreift? Warum also sollten wir Rätsel aufrechterhalten, weil das echte Leben voller Rätsel steckt? Es gibt genug Geschichten, die sehr wohl schlüssige Erklärungen für ihre Ereignisse geben dürfen. Krimis zum Beispiel, worin alle relevanten Motive und Verwicklungen am Ende aufgelöst werden. Geschichten mit echten Morden und echten Tätern. Aber nein, die Autorin hat uns bis jetzt mutwillig unbefriedigend und mehrdeutig gehalten. Und das wird uns als Erzählung nicht gerecht, vor allem nicht in Kombination mit Ihnen, dem Leser, denn beabsichtigt oder unbeabsichtigt haben Sie genauso viel Schuld an allen Unklarheiten wie die Autorin. Wie oft haben Sie beim Lesen an etwas anderes gedacht? Und wie oft haben Sie etwas in uns gelesen, was da gar nicht stand? Zwischen den Zeilen, ja klar. All die Mühe, die wir uns geben, wir selbst zu bleiben, uns mit allen Mehrdeutigkeiten herumschlagend, die uns die Autorin ans Bein gebunden hat, und dann machen Sie in Ihrem Kopf einfach etwas anderes daraus, eine schlechte Reproduktion voller Lücken und falschen Annahmen und Interpretationen. Und glauben Sie mal nicht, dass Sie anders sind. Blättern Sie doch mal zurück auf Seite 17 und lesen Sie mal laut vor – ja, laut, denn das fördert die Genauigkeit beim Lesen –, was da steht. Hatten Sie sich das so gemerkt, genau so, wie es dort steht? Wohl kaum. Das dachten wir uns schon. Wenn Sie uns gerecht werden wollen, müssten Sie uns komplett laut vorlesen, so langsam wie möglich, mit dem Finger die Wörter verfolgend, die Sie gerade lesen, damit Sie nichts überlesen. Aber dafür haben Sie wahrscheinlich keine Zeit. Keine Zeit. Als hätten wir nichts zu tun, bei allem, was hier gerade los ist.

Aber gut, vielleicht sind wir zu streng. Trotz allem haben Sie es mit uns bis zu diesem Punkt ausgehalten, und das spricht für Sie. Ganz unter uns gesagt, sind Sie bisher sogar einer der sorgfältigeren Leser gewesen. Und wichtiger, als die vorigen Seiten noch mal zu lesen, ist, dass Sie uns weiterlesen, damit wir das Ganze hier in Ihrem Kopf wenigstens abschließen können, auch wenn Sie der Schluss vielleicht nicht ganz zufriedenstellen wird. Wir sagen es Ihnen besser gleich, damit Sie nicht enttäuscht sind: Wir werden uns nicht großartig anders entwickeln, als Sie es schon vermutet haben.

Muriel, die sich fragt, ob sie mitverantwortlich für Elisabeths Tod ist, und die deshalb zweifelt, ob es ihr gutgetan hat, sich von Nahrung loszusagen, was wiederum die Frage aufwirft, ob die Wohngruppe überhaupt zu ihr passt, wird mit dem Gedanken spielen, die Gruppe zu verlassen, aber es sieht nicht danach aus, als würde sie das auch wirklich durchziehen. So eine Gruppenloyalität zerbricht nicht einfach so an ein paar Tagen Gefängniszelle, und wenn man dann auch noch weiß, dass ihre sozialen Kontakte außerhalb der Gruppe gen null gehen, muss schon einiges passieren, damit sie wirklich geht. Vielleicht glaubt sie kurz daran, dass sie sich trauen wird, aber wenn sie bald wieder auf freien Fuß gesetzt werden – und sie werden schon morgen entlassen, darüber müssen Sie sich also auch nicht mehr den Kopf zerbrechen, das ist nicht die Art Verbrechen, wenn es überhaupt ein Verbrechen ist, für das Menschen wochenlang festgehalten werden dürfen, und es ist sowieso ein kläglicher Fall, ziemlich tragisch natürlich, aber auf der Skala von schlimmen Dingen, die auf der Welt geschehen können, fällt er nicht besonders ins Gewicht, es wurde nicht einmal ein richtiger Mord begangen, was wir bereits bedauert haben –, wenn sie also in Kürze freigelassen werden und wieder miteinander reden dürfen, erachten wir die Wahrscheinlichkeit, dass Muriel sich von der Gruppe trennen wird, als sehr gering, denn Melodie ist im Moment die Einzige, die sie hat, und Muriel gehört zu der Art Mensch, die andere Menschen braucht, um zurechtzukommen. Mit den anderen beiden Personen, die ihr helfen könnten, hat sie schon seit zwei Jahren keinen Kontakt mehr, und wegen der Scham für diese Geschichte mit Elisabeth wird es ihr noch schwerer fallen, ihnen unter die Augen zu treten, die Wahrscheinlichkeit, dass sie sich dafür entscheiden wird, die Gruppe zu verlassen, ist unserer Meinung nach also zu vernachlässigen. Das Gleiche gilt für Petrus, der dank des Zigarettenrauchens und der Fragen, die ihm beim Verhör gestellt wurden, zwar einen anderen Blick auf die Dinge bekommen hat, und auch kurz über die Frage nachgedacht hat, ob Melodie nicht doch im Unrecht war, und der in den kommenden Stunden bestimmt noch weiter darüber nachdenken wird, während er im Kampf mit sich selbst auf dem Bett in der Zelle liegt und versucht zu schlafen, der aber letztendlich doch zu dem Schluss kommen wird, dass Melodie die Einzige ist, die ihn so akzeptiert, wie er ist, die Einzige, die ihm dabei helfen kann, seine Muster zu durchbrechen. Und was Melodie betrifft: Die wird während ihres Verhörs nicht einknicken und den Ermittlern eine geheim gehaltene Episode offenbaren, sondern hartnäckig bei ihrer eigenen Halbwahrheit über die Nacht von Elisabeths Tod bleiben.

Bleiben noch die Ermittler, die nicht nur Ermittler, sondern auch echte Menschen sind, mit ihren eigenen mit dem Fall verknüpften Problemen – das passt dann doch wieder zum englischen Krimi, aber dieses Element hätte unserer Meinung nach auch gerne vernachlässigt werden können, da die grundlegenden Elemente eines Krimis schließlich fehlen, wie das ernstzunehmende Verbrechen und das Versprechen der Aufklärung, wer es getan hat –, die Ermittler werden auch nichts Bahnbrechendes mehr entdecken oder bahnbrechende Schlüsse ziehen. Unsere Schlussfolgerung wird also sein, dass verschiedene Umstände dazu geführt haben, dass der fatale Plan, nichts mehr zu essen, dem ältesten und schwächsten Gruppenmitglied zum Verhängnis geworden ist, aber dass das nicht ausreicht, um die Mitbewohner strafrechtlich zu verfolgen, und dass es für die Mitbewohner selbst zu schmerzhaft ist, sich einzugestehen, welche Rolle sie bei Elisabeths Tod gespielt haben, sodass sie keinen Deut schlauer weiterleben werden, und wer weiß, vielleicht gibt es noch die ein oder andere Betrachtung über die Dynamik zwischen den Figuren und die Art und Weise, wie diese Dynamik die individuelle Blindheit eines jeden verstärkt hat, weil es für Melodie besonders schwierig ist, zuzugeben, dass der Weg, den sie gewählt hat, ihre eigene Schwester das Leben gekostet hat, obwohl die Zähl- und Rechenobsession von Muriel Elisabeth theoretisch hätte retten können, wenn Muriel diese Obsession ernst genommen hätte, und noch weitere derartige Erwägungen, die letztendlich alle auf »hätte, hätte, Fahrradkette« hinausgelaufen wären, aber das ist Schnee von gestern und wird keinen Einfluss auf unser Ende haben. Der Pathologe wird nicht noch herausfinden, dass Elisabeth an etwas völlig anderem gestorben ist, etwas, womit ihre demente Mutter aus Versehen etwas zu tun hatte, oder dass Muriel in einem Anflug geistiger Umnachtung den Entsafter mit Bleiche gereinigt hat, und sie Elisabeth somit unabsichtlich vergiftet hat, oder dass Melodie im letzten Augenblick noch ein Kissen auf Elisabeths Gesicht gedrückt hat, um ihr Leiden schneller zu beenden; so etwas erwarten wir nicht, so eine Geschichte sind wir bis hierhin nicht gewesen, und zu so einer Geschichte werden wir auch nicht mehr. Sie werden weiter mit ausführlichen Beschreibungen von ihrem letzten Tag in Gefangenschaft und ihrer Ankunft in ihrem Zuhause vorliebnehmen müssen. Wir haben es bereits angekündigt: nichts Nennenswertes. Sie gehen einfach nach Hause, und ihr Leben geht weiter. Aber wenn es Ihnen nichts ausmacht, etwas über triviale Ereignisse und Gedanken zu lesen, was Sie bis jetzt offenbar auch noch nicht mit allzu viel Widerwillen gemacht haben, würden wir es doch zu schätzen wissen, wenn Sie jetzt weiterlesen. Allerdings würden wir es Ihnen dann doch ans Herz legen, fortan etwas besser aufzupassen, damit Sie uns so wenig wie möglich im Kopf verzerren. Laut lesen lautet die Devise, denn das laute Lesen fördert die Genauigkeit beim Lesen, wir wiederholen das lieber noch mal, denn wahrscheinlich hatten Sie das schon wieder vergessen.

18

Wir sind Demenz. Wir sind der Beweis dafür, dass ein Mensch nicht mit dem übereinstimmt, was er begreifen und behalten kann. Schauen Sie sich nur diesen Menschen an, wie heißt er, heißt sie noch gleich, Jannetje, Jansje, Hansje, Hansje. Nur weil sie den Mann nicht erkennt, der gerade hereingekommen ist, ein älterer Mann, weiße Haare, besorgter Blick, irgendwas zwischen wütend und traurig, nur weil sie nicht weiß, wer er ist, heißt das noch lange nicht, dass sie nicht mehr sie selbst ist, vielleicht ist sie sogar viel mehr sie selbst, wer weiß das schon, wir nicht, und Hansje auch nicht, und der Mann auch nicht, er gehört wahrscheinlich zur Familie oder so, oder ja, könnte ihr Mann sein, er küsst sie nämlich auf den Mund, und sie, ohne zu wissen, warum, weil die Bewegung noch in ihren Lippen steckt, küsst ihn zurück, und aus ihrem Mund kommen die Worte »Hallo Liebling«, denn die Worte passen klanglich zur Bewegung des Kusses, und auch die Worte »schön, dass du da bist, schön«, und dann ist es kurz still, während der Mann einen Stuhl umstellt, er stellt ihn so hin, dass er ihr gegenübersitzen kann, und das macht er dann auch, er setzt sich, ihre Knie berühren sich gerade eben so nicht, und sein Blick ist immer noch so, so besorgt, wahrscheinlich quält ihn sein Gedächtnis, er hat sich etwas gemerkt, und das bereitet ihm jetzt Sorgen, es ist der Name einer Frau, er sagt den Namen, er sagt »Es geht um Elisabeth«, und Hansje versucht, die Klänge nachzumachen, und das bekommt sie vorzüglich hin, »Elisabeth«, das klingt bekannt, vertraut, Elisabeth, was soll mit dieser Elisabeth sein, der Name, der erinnert auch uns an irgendwas, vielleicht ist es eine der Frauen, die oft kommen, zu Besuch, Frauen, die sie gut kennen, Familienmitglieder, Töchter vielleicht, da ist auch ein Mann dabei, zu viert sind sie, und eine von den vieren heißt vielleicht Elisabeth, das könnte gut sein, vielleicht ist es diejenige, die immer neben ihr hergeht, wenn sie spazieren gehen, das ist ihre Tochter, ja, das wird stimmen, denn die nennt sie immer Mama, letztens noch, als sie wieder gingen, nachdem sie Hansje ins Bett gebracht hatten, das machen sie immer, dann muss Hansje nicht auf die Frauen warten, dann kann sie einfach schon schlafen, letztens noch, da gab eine der Frauen ihr einen Kuss und sagte »Tschüss Mama«, und Hansje echote »Tschüss, tschüss«, und dann sagte die Frau »Gute Nacht, schlaf gut«, und als Antwort breitete Hansje ihre Arme aus und sagte zu den anderen dreien, vielleicht auch Familie, vielleicht auch nicht, vielleicht angeheiratet oder sowas, die am Bett auf die Frau warteten, die Gute Nacht gesagt hatte, »Bekomme ich noch einen Kuss?«, und ja, ja, ja, da haben wir den Namen Elisabeth gehört, da sagte die Frau »Hey, hast du gehört, Elisabeth, Mama wünscht sich einen Kuss von dir«, zu der anderen Frau sagte sie das, Elisabeth, die nicht Gute Nacht gesagt hatte, sondern dort stand, wartete, und die auch danach stehen blieb, doch die Gute-Nacht-Frau sagte »Los, Elisabeth, gib Mama mal einen Kuss«, Elisabeth, ja, das sagte sie da wieder, und dann kniete sich die andere Frau ans Bett und gab Hansje ein Küsschen auf die Wange, und dann sagte sie, Hansje, nicht die Frau, sondern Hansje selbst, »Tschüss Liebling, schlaf schön«, was sich in ihrem Mund gut anfühlte, in Hansjes Mund, und sie schlang die Arme um die Frau und hielt sie fest, kurz, Elisabeth also vielleicht, die selbst nicht redete, aber während sie von Hansje umarmt wurde, weiter wartete, jetzt darauf, dass Hansje wieder loslassen würde, aber erst sagte Hansje noch mal »Schlaf schön«, und erst dann ließ sie los, und die Frau stand wieder auf und klopfte sich die Kleidung ab, die von der Umarmung nicht dreckig geworden war, dachten wir, und dann sagte die andere Frau wieder Elisabeth, sie sagte »Das ist ein besonderer Moment. Wunderschön, Elisabeth. Ganz toll, wie du dich geöffnet hast. Und Mama auch, dafür hat sie ein gutes Gespür. Das beweist, dass sie überhaupt nicht dement ist, obwohl das ja immer alle behaupten«, und die Frau mit der Kleider-Abklopferei nickte, und dann gingen sie, alle drei Frauen und auch der Mann, und eine hieß also vielleicht Elisabeth, weshalb uns der Name bekannt vorkommt, der Name, den der Mann gerade genannt hat, nicht der Mann, der bei den Frauen war, das war ein anderer Mann, der hatte keine weißen Haare, sondern dieser Mann, der Mann, der gerade gekommen ist, und jetzt kommen noch mehr Wörter aus seinem Mund, und noch ein Name. »Ich wurde gestern Nacht von Melodie angerufen, sie konnte nicht lange reden, weil die Polizei bei ihr war, sie durfte nur sagen, dass Elisabeth – es tut mir leid, aber Elisabeth ist gestorben«, sagt er und ergreift Hansjes Hände, und das ist auch gut so, denn es sind zu viele Wörter, um sie auf einmal zu begreifen, Elisabeth, angerufen, Polizei, Melodie, gestorben, viele Wörter zum Verstehen, auch wenn wir der lebende Beweis dafür sind, dass der Mensch nicht mit seinem Vermögen übereinstimmt, alle Wörter zu verstehen, die er früher sehr wohl verstand, er muss eigentlich nur ein oder zwei verstehen, und dann nicht einmal die genaue Bedeutung davon, wenn er die grobe Richtung kennt, und dabei hilft es, wie der Mann, es ist wahrscheinlich ihr Mann, Ehemann, ihre Hände hält und sie mit wässrigen Augen ansieht, denn jetzt fühlt sie, wie ihre eigenen Augen ebenfalls wässrig werden, und sie antwortet in einem Tonfall, der dazu passt, »Ach. Gestorben. Sie gestorben. Was, ach«, und das ist wahrscheinlich genau das, was der Mann gerne hören möchte, denn er nickt und sagt »Ja, ja, du verstehst, was das bedeutet, oder? Unsere Tochter«, und jetzt kommen ihm auch ein paar Tränen, aus seinen Augen, und er drückt ihre Hände etwas fester und sagt »Immer noch unsere Tochter, trotz allem, nicht wahr«, und was macht es schon, dass sie nicht genau weiß, was Tochter bedeuten soll, es geht doch eher um das große Ganze, auch ohne die Details kann sie das Weinen um den Namen, Elisabeth – war das ihre Tochter, hat er das nicht gerade gesagt, dass sie ihre Tochter war –, teilen mit dem Mann, der ihre Hände hält, auch ohne zu verstehen, was er sagt über festgenommen und Polizei und wir wissen nicht wie lange und festgehalten und Johan sagt und Johan fragte und Johan hat angeboten, falls nötig, die Beerdigung organisieren und abwarten und es ist nicht sehr wahrscheinlich und nachdenken und zurückblicken und wir haben doch unser Bestes gegeben und du auch, du hast immer dein Bestes gegeben und das weiß ich wirklich zu schätzen und nicht zu streng und Johan sagt und Unsinn und ich frage mich manchmal und das klingt vielleicht verrückt und eigentlich irgendwie froh und Festnahme und Besinnung und Mitbewohner und aber dann und das ist ein ganz schön hoher Preis und Melodie und nicht die Schuld und aber und Johan meinte schon und Melodie das Recht und ob wir nicht besser und begraben und abwarten und

Johan hat angerufen und Körper wird meistens erst freigegeben und nicht in einen neuen Streit und genug Sorgen und zum Glück und entschuldige dass und belaste und die Pfleger und auf dem Laufenden und nun ja und Zustand und wie auch immer und abwarten und sehr traurig und Tochter und verlieren und das geht doch nicht und Eltern und Kind überleben und auch für dich und viel bei dir gewesen und Melodie und E-Mail und letzte Woche und du und Elisabeth und dass du sie spontan umarmt hattest und nicht gedacht und letztes und Abschied und doch eine schöne Idee und na ja und Trost und findest du nicht auch; was macht es schon, dass Hansje nicht genau oder gar nicht versteht, was all die Wörter bedeuten, wenn sie doch begreift, was er meint, und sie begreift, dass er etwas meint, zu dem ein ernster Gesichtsausdruck gehört, und sie nickt zu allem, was er sagt, und wenn er schweigt, sagt sie »ja, ja«, und manchmal wiederholt sie ein paar Wörter, »ein guter Trost, ja«, und dann nimmt sie auf einmal, weil ihre Arme das anscheinend wollen, seinen Kopf in ihre Hände und zieht ihn zu sich und drückt ihre Lippen auf seinen weißen Scheitel und sagt »ein guter Trost, nicht wahr, ruhig, nur ruhig«, und so bleiben sie eine Weile sitzen, bis der Mann vorsichtig ihre Hände nimmt und sie wieder auf ihren Schoß legt und sich aufrichtet und sagt: »Du kommst hier klar, oder? Das ist ein guter Ort für dich. Besser. Besser als zu Hause, oder? Für uns beide«, und sie sagt »ja«, und »besser«, und das hört er gerne, es beruhigt ihn offenbar, und dann fragt er »Soll ich dir die Leserbriefe noch vorlesen?«, und ohne ihre Antwort abzuwarten nimmt er eine Zeitung aus der Tasche und fängt an, laut vorzulesen, und Hansjes Kopf bewegt sich zum Rhythmus der Wörter, auf und ab, auf und ab, bis ihr Kinn auf ihre Brust sackt und ihre Atmung ruhiger wird, und als der Mann mit dem Lesen fertig ist und aufblickt, nickt er und faltet die Zeitung wieder zusammen und schiebt sie leise zurück in seine Tasche, und aus seiner Hosentasche holt er ein Tuch, mit dem er erst seine Augen abtupft und danach ganz leise, bestimmt, um sie nicht zu wecken, seine Nase putzt, und dann schiebt er vorsichtig seinen Stuhl zurück und steht auf, er gibt ihr noch einen Kuss auf den Kopf und geht dann, und das ist doch schön für sie, dass der Mann, der sie besucht hat, ihr Mann, glauben wir, dass der sie schlafen lässt, wenn sie müde ist, und dass er glaubt, dass es ihr hier besser geht, besser als zu Hause, und vielleicht ist das auch so, denn zu Hause gibt es keine Frauen, die Sachen für sie machen können, die Sachen in ihren Mund stecken, die sie runterschlucken muss, und mit Nadeln in ihren Arm pieksen, Sachen, die nicht immer schön sind, aber sie müssen leider kurz gemacht werden, sagen die Frauen, und trinken Sie noch ein paar Schlucke, ja, das ist bitter, nicht wahr, aber gleich haben Sie es geschafft, gut so, und jetzt noch diese hier mit etwas Wasser, trinken Sie, und das ist doch nett von den Frauen, und auch, dass sie ihr Windeln umtun, damit sie nicht aus dem Bett oder vom Stuhl runtermuss, um zur Toilette zu gehen, sie kann einfach sitzen oder liegen bleiben und alles einfach laufenlassen, auch jetzt, auch jetzt, jetzt, wo sie gerade vor sich hin döst und kurz aufschreckt, weil sie merkt, dass sie zur Toilette muss, und sie sieht sich kurz suchend um, denn gerade war da noch ein Mann, der Mann, der liebe Mann, er war ein Liebling, das Wort spürt sie noch im Mund, und jetzt versucht sie aufzustehen, um ihn zu suchen, aber erst muss sie zur Toilette, aber wo ist eigentlich der Ort, der Ort, wo Menschen das immer machen, und wie geht aufstehen, eins, zwei, eins, zwei, nein, noch mal, eins, zwei, und kurz hebt sich ihr Po vom Stuhl, aber dann fällt sie wieder nach hinten, »He, he, he?«, fragt sie laut, und dann kommt eine der Frauen zu ihr, »Geht es, Frau van Hellingen?«, fragt sie, und Hansje sagt »He«, sie will etwas anderes sagen, etwas, das zeigt, dass sie zu dem Ort gehen will, aber es kommt nur »He« aus ihrem Mund und »Ja«, und die Frau fragt »Was möchten Sie?«, und Hansje bewegt ihren Oberkörper nach vorne und nach hinten, und dann kommen Wörter, sie sagt »Ich will zum Ort«, und die Frau fragt »Müssen Sie zur Toilette?«, »Ja, ja, zur Toilette«, sagt Hansje, und die Frau sagt »Das ist kein Problem, Sie haben eine Windel um, lassen Sie es einfach laufen. Die Windel fängt alles auf. Die wechseln wir heute Abend wieder«, und das ist doch toll, dass die Frau Hansje erlaubt, einfach sitzen zu bleiben, und während sie pinkelt, fühlt sie, wie es zwischen ihren Beinen warm wird, schön warm, ja, aber wo ist der Mann, der Liebste, eben war er doch noch da, und jetzt ist er weg, vielleicht nach Hause, vielleicht muss sie sich auch mal auf den Heimweg machen, aber die Frauen haben gerade Essen gemacht, und dann gehört es sich nicht, einfach zu gehen, und nach dem Essen kommen sie ihr helfen, sagen sie, sie helfen ihr ins Bett und ziehen sie um, das machen sie einfach, warum auch nicht, und dann wechseln sie ihre Windel und sagen Gute Nacht, was doch sehr nett ist, und es ist schön warm und warm, das Ding tut's nicht, das Ding, das alles kalt macht, aber vielleicht morgen, und besser zu warm als zu kalt, aber irgendwas stimmt doch nicht, denn da war erst ein Mann, und da war auch ein Name, Elisabeth, und Tränen waren da auch, und jetzt kommen neue Tränen, einfach aus dem Nichts, und Hansje schluchzt und schluchzt und schluchzt, bis eine Frau bei ihr reinschaut und sagt »Ach. Sind Sie traurig? Ja, das ist ja auch allerhand. Sie war schließlich Ihre Tochter«, und die Frau drückt Hansjes Hand und nimmt etwas Weißes, womit sie den Rotz von Hansjes Oberlippe wischt, und dann legt sie das Weiße über ihre Nase und sagt »Kräftig schnäuzen, schön kräftig schnäuzen«, und der Zusammenhang zwischen dem Wort schnäuzen und dem Gefühl von dem Weißen an ihrer Nase funktioniert noch, Hansje schnaubt, und der Rest vom Rotz kommt raus, und dann ist die Nase wieder trocken, und das ist lieb von der Frau, das sind alles liebe Frauen hier, und vielleicht war da gerade etwas, das irgendwie nicht stimmte, aber was war das noch gleich

19

Wir sind Wollsocken, handgestrickt von Hansje, Melodies Mutter, als sie noch so weit bei klarem Verstand war, dass sie Socken stricken konnte. Das müsste jetzt ungefähr fünf Jahre her sein. Unsere Fersen sind schon ganz löchrig, aber Melodie trägt uns immer noch gerne, und glücklicherweise trug sie uns zufällig am Abend von Elisabeths Tod. Bei all dem Elend, das danach über sie hereingebrochen ist, hatte sie wenigstens immer zwei weiche, vertraute Kleidungsstücke an ihren fröstelnden Füßen. Nicht, dass es wirklich kalt ist – in der Zelle, wo sie schlafen muss, ist es sogar eher warm –, aber Melodie hatte schon immer eine schwächliche Durchblutung, und dass sie zurzeit so wenig isst, macht es auch nicht gerade besser. Seit sie auf der Polizeiwache ist, hat sie gar nichts mehr gegessen, denn sie traut dem Essen hier nicht. Und natürlich steht sie auch unter Schock. Die Schwester tot, sie selbst inhaftiert, von den Mitbewohnern getrennt, und das alles völlig unerwartet. Solche Sachen gehen so sensiblen Leuten wie Melodie ganz schön unter die Haut.

An dem Nachmittag, bevor all das geschah, hatten wir noch einen schönen Spaziergang im Park von Hansjes Pflegeheim gemacht.

»Schau mal, Mama«, hatte Melodie gesagt, »ich trage deine Socken.« Sie machten gerade eine Pause an einer Bank, weil

Elisabeth sich kurz ausruhen wollte. Melodie stellte sich vor den Rollstuhl ihrer Mutter und zog ihre Hosenbeine ein Stückchen hoch. »Die hast du gestrickt, kannst du dich noch daran erinnern? Das konntest du immer so gut.«

»Oh ja«, antwortete Hansje. »Ja.« Sie lächelte und nickte.

»Sie sind immer noch wunderbar warm.«

»Ja. Wunderbar, Kind. Wunderbar.«

»Mama freut sich immer so sehr, wenn ich ihre Socken trage«, sagte Melodie an niemand Bestimmten gerichtet, und sie zog die Hosenbeine wieder runter. »Geht es, Elisabeth? Sollen wir mal weitergehen? Sonst langweilt sich Mama noch.« Sie ging zu Elisabeth, um ihr aufzuhelfen, und reichte ihr einen Arm. »Komm schon, es ist nicht mehr weit. Hast du Mamas Socken eigentlich noch?«

»Ich glaube nicht«, antwortete Elisabeth.

»Schade eigentlich.«

Das war nachmittags, und abends legte sich Elisabeth aufs Sofa und sagte, sie könne nicht mehr, und ein paar Stunden später ist sie gestorben, und jetzt sind wir hier auf der Polizeiwache, schon seit ein paar Tagen, und Melodie sitzt mit gekrümmten Zehen an einem Tisch in einem kleinen, ungemütlichen Raum, zusammen mit ein paar anderen Leuten, die wir nicht so wirklich kennen: ein Mann und eine Frau, die ihr Fragen stellen, und eine Frau namens Roos, das ist ihre Anwältin, die schräg hinter Melodie auf einem Stuhl vor der Wand sitzt. Das ist eine sehr nette Frau, denn sie hat Melodie am ersten Morgen auf der Wache ganz lieb getröstet.

Melodies Füße sind ein bisschen schwitzig, bestimmt, weil sie etwas nervös ist, und wir hoffen, dass es sie beruhigt, wie wir ihre Füße umhüllen, mit aller Weichheit und Wärme und

Liebe, die ihre Mutter in uns gesteckt hat, als sie uns gemacht hat. Ihre Mutter, die in einem Moment wie diesem zu Melodie sagen würde, sie müsse wirklich nicht nervös sein, weil sie gut ist, so wie sie ist, und weil die meisten Menschen nichts Böses im Sinn haben, auch der Mann und die Frau nicht, die die Fragen stellen; sie wirken sehr freundlich, sind an Melodie sehr interessiert, und auch an Elisabeth. Sie sind der Sache sehr zugewandt, vor allem die Frau. Sie erweckt fast den Eindruck, als wollte sie Elisabeth rückwirkend retten. Und beide hören wirklich aufmerksam zu; sie sind sehr ruhig, wenn Melodie redet, und sobald sie fertig ist, fassen sie strukturiert zusammen, was gerade gesagt wurde.

Sie fragen sie nach dem Wendepunkt, sie wollen wissen, ob Melodie einen Wendepunkt ausmachen kann. Einen Moment, ab dem »der Zustand von Elisabeth«, wie die Frau es formuliert, lebensbedrohlich wurde.

Wir sind nur einfache Socken, und der Tod ist nicht gerade unser Spezialgebiet, aber würde man uns fragen, würden wir sagen: als sie zu viert vom Pflegeheim nach Hause kamen. Sobald sie drinnen waren, sagte Elisabeth: »Ich kann nicht mehr. Ich bin kaputt«, und ohne ein weiteres Wort legte sie sich auf das Sofa und wurde sofort bewusstlos.

So würden wir das jedenfalls nennen, bewusstlos. Melodie spricht immer wohlwollend vom »Schlafen«, aber wir glauben, ihre Schwester war bewusstlos, denn sie wurde nicht mehr wach, auch nicht, als Melodie und die anderen sie vom Sofa auf die Luftmatratze gelegt haben, und so einfach war das nicht, ein schlafender Mensch wäre davon mit Sicherheit kurz wach geworden. Aber Melodie hält am Wort »schlafen« fest. Vielleicht klingt »bewusstlos« in ihren Ohren etwas zu hart. Melodie ist sehr sensibel, was direkte Sprache angeht, vor allem, wenn es um Menschen geht, die sie liebt. Sie kann zum Beispiel auch das Wort »dement« nicht ausstehen. Sie spricht dann lieber von »durcheinander«, oder von »geschwächt«. Sonst wird es ihr einfach zu viel. Und sie muss schon so viel ertragen, auch die ganzen Höhen und Tiefen ihrer Mitbewohner. Eigentlich tun die Mitbewohner ihr nicht gut, denken wir hin und wieder, wegen Melodies überdurchschnittlicher Sensibilität, aber sie ist nun mal jemand, der anderen gerne helfen möchte.

»Wir hielten es für keine gute Idee, sie zu wecken. Sie war so müde«, sagt Melodie also, und die Frau, die die Fragen stellt – sie macht auf uns einen sehr zugewandten Eindruck, das schon, aber auch einen strengen –, möchte jetzt wissen, wer genau es von ihnen nicht für nötig hielt, Elisabeth zu wecken oder zu überprüfen, ob sie bewusstlos geworden war, und ob sie als Gruppe noch darüber gesprochen haben.

»Wir alle fanden es unnötig«, sagt Melodie, während sie ihre Zehen noch stärker krümmt. »Wir wohnen und leben schon so lange zusammen. Oft brauchen wir keine Worte, um einander zu verstehen. Wir haben alle deutlich gespürt, dass Elisabeth schlafen wollte. Ich habe es selbst gespürt, und ich habe auch gespürt, dass die anderen es gespürt haben, also war es nur logisch, still zu sein und sie schlafen zu lassen.«

Verstehen Sie uns nicht falsch, wir haben Melodie wirklich gern. Nichts würde uns im Leben mehr erfüllen, als ihre Füße zu wärmen. Aber wir verstehen manchmal einfach nicht, warum sie so nachlässig ist, wenn sie von den Sachen erzählt, die wir mit ihr zusammen erlebt haben. Jetzt gerade zum Beispiel, da sagt sie, sie seien alle still gewesen und hätten Elisabeth schlafen lassen, und da ist sie nicht ganz präzise, denn nachdem sich Elisabeth auf das Sofa gelegt hatte, fing Muriel sehr wohl zu reden an, meinen wir uns zu erinnern. »Müssen wir nicht –«, sagte sie, wenn wir es richtig gehört haben, aber Melodie wollte anscheinend lieber, dass sie still war, wahrscheinlich auch wegen der Härte des Wortes »müssen«, denn wir haben sie sehr nachdrücklich »Pssst« zischen hören, und danach hielt Muriel den Mund. Es stimmt also, letztendlich waren sie alle still, doch so, wie wir uns daran erinnern, war das nicht für alle drei ein logischer Schritt, jedenfalls nicht für Muriel. Aber es kann natürlich sein, dass Melodie das anders abgespeichert hat, denn Melodie ist ein echter Harmoniemensch, weshalb sie Streitereien und Differenzen am liebsten so schnell wie möglich vergisst.

»Und als Sie sie auf die Luftmatratze gelegt haben, wie reagierte sie da, können Sie das beschreiben?«

»Auf dem Sofa war es nicht bequem«, sagt Melodie, »da lag sie mit dem Kopf so halb auf der Lehne, das war nicht gut für ihren Nacken, deshalb dachten wir, es wäre gut, sie auf die Luftmatratze zu legen.«

»Und wie ging das vonstatten? Wer hat was gesagt? Wer hat was gemacht?«

Melodie streckt ihre Zehen aus und bohrt sie in den Boden. »Sehr organisch eigentlich. Ich dachte, ich hätte Ihnen das schon erzählt, und ich verstehe eigentlich auch nicht, warum Sie jetzt wieder davon anfangen. Ich verstehe nicht, warum Sie mich derart angreifen. Wir sind die Einzigen, die immer für sie da waren, die ihr immer geholfen haben, wie schwierig das auch manchmal war, meine Schwester war nämlich nicht immer ganz einfach. Dass Sie jetzt also so tun, als hätten wir meiner Schwester etwas angetan, obwohl wir sie liebevoll und behutsam aufs Bett gelegt haben, das finde ich sehr verletzend, nach allem, was ich für sie getan habe.«

»Wir unterstellen Ihnen nichts«, sagt die strenge, zugewandte Frau. »Wir stellen lediglich Fragen. Wir möchten gerne so genau wie möglich wissen, wie alles abgelaufen ist. Also auch, wie Sie sie auf die Luftmatratze gelegt haben. Organisch, sagen Sie. Aber was bedeutet das? Wer hat was gemacht? Wer hat was gesagt? Wessen Idee war das? Wer hat die Luftmatratze geholt? Versuchen Sie, uns an diesem organischen Prozess teilhaben zu lassen.« Die Irritation in ihrer Stimme entgeht uns nicht, und der sensiblen Melodie natürlich auch nicht. Sie presst ihre Fersen in den Boden, doch da hören wir eine andere Stimme, eine sehr freundliche Frauenstimme schräg hinter Melodie, fast wie ein Engel wirkt sie, aber es ist nur Roos, die Anwältin. Und Roos sagt zu Melodie, sie könne einfach ruhig und sachlich antworten, natürlich nur, sofern sie sich erinnere, und Melodie entspannt ihre Füße wieder etwas, und ein bisschen ruhiger als zuvor beschreibt sie, wie sie Elisabeth aufs Bett gelegt haben, wobei sie sich jetzt doch größtenteils an die Fakten hält, so wie wir sie auch wahrgenommen haben. Sie stand an Elisabeths Kopfende, und Petrus stand an der anderen Seite, bei ihren Füßen. Muriel hat in der Zwischenzeit die Luftmatratze bereitgelegt. Sie selbst habe beim Tragen die ganze Zeit Elisabeths Gesicht beobachtet, sagt sie, und als die strenge Frau fragt, ob sie es nicht komisch oder besorgniserregend gefunden habe, dass Elisabeth nicht wach geworden sei, antwortet sie, nein, weil Elisabeth sehr müde gewesen sei, und weil sie ansonsten keinen Anlass dazu gesehen habe, zu denken, dass ihre Schwester in Gefahr sei. Und sie denke übrigens immer noch nicht, dass Elisabeth in Gefahr gewesen sei, denn für sie sei es deutlich gewesen, dass Elisabeth bereit gewesen sei, den nächsten Schritt zu gehen. Für sie sei es eine Befreiung gewesen.

»Sie erklären also, dass Sie geahnt haben, dass sie sterben könnte, aber dass Sie darin keine Gefahr sahen?«

»Nein«, sagt Melodie, »nein, das finde ich sehr schlimm, dass Sie das so formulieren, dass ich es geahnt habe. Es war ein Prozess, sie war müde, sie wollte sich ausruhen, das war es, was wir wahrgenommen haben. Und die Ruhe wurde langsam immer intensiver. Wir wussten nicht, wo das hinführen würde, wir haben nur den Prozess wahrgenommen, und am Ende hat sie die höchste Ruhe erlangt. Warum sollten wir jemanden, der einen solchen Prozess durchlebt, aufhalten?«

»Und haben Sie darüber auch miteinander gesprochen? Ich meine, sind Sie sich sicher, dass Ihre Mitbewohner auch so darüber dachten?«

»Ich habe Ihnen schon gesagt, dass wir einander sehr deutlich spüren. Vor allem, wenn so etwas Intensives passiert. Dafür braucht man keine Worte, wir verstehen einander einfach.«

»In Ordnung«, sagt der Mann, der bis jetzt wenige Fragen gestellt hat. »Um das also zu konkretisieren: Niemand von Ihnen hat ausgesprochen, dass Ihre Schwester, wie Sie es formulieren, ›bereit war, den nächsten Schritt zu gehen‹. Und Sie haben auch nicht besprochen, nicht einzugreifen. Aber so, wie Sie es erlebt haben, war es gut, was geschah, und Sie haben sich keine Sorgen gemacht, dass sie sterben könnte, weil Sie den Tod nicht als Gefahr wahrgenommen haben. Können wir also schlussfolgern, dass Sie gemerkt haben, dass sie sterben würde, aber dass Sie sich dazu entschieden haben, nicht einzugreifen?«

»Was meinen Sie mit eingreifen? Warum sollte man in einen natürlichen Prozess eingreifen? Ein Leben, das enden möchte, darf enden. Ein Körper, der kaputt ist, ist kaputt.«

»Ein Körper, der kein Essen bekommt, geht kaputt, ja«, merkt die Frau an, wieder mit einer gewissen Schärfe in der Stimme. »Aber das wird im Allgemeinen nicht als natürlich erfahren. Wenn jemand, der lange viel zu wenig gegessen hat, solche Anzeichen hat, dann kann man das einen natürlichen Prozess nennen, man kann sich stattdessen aber auch fragen, ob derjenige nicht vielleicht gut daran täte, etwas zu essen, und ob er Hilfe benötigt, um wieder zu Kräften zu kommen. Jemanden, der angeschlagen ist, in diesem Alter, und mit diesem Essverhalten, sterben zu lassen, ist nicht die einzige Option.« Sie wird immer lauter, sie klingt jetzt wirklich böse, und Melodies Füße krümmen sich wieder vor Schreck.

»Wie auch immer«, sagt der Mann beherrscht, »kommen wir noch mal auf die Frage zurück. Stimmt es, dass Sie sahen, dass Ihre Schwester im Begriff war, zu sterben, aber dass Sie sich dazu entschieden haben, nicht einzugreifen, was heißen soll, dass Sie sich dazu entschieden haben, weder einen Arzt noch einen Krankenwagen zu rufen?«

»Nein, das stimmt nicht. Wir haben nicht gesehen, dass meine Schwester im Begriff war, fortzugehen, wir haben gesehen, dass sie sehr müde war und dass sie sich ausruhen wollte und immer fester geschlafen hat, und schließlich ist sie fortgegangen, aber das wussten wir vorher nicht.«

»In Ordnung«, sagt der Mann, »lassen Sie es mich anders formulieren. Sie sahen, dass sie offenbar ohnmächtig war, und Sie sahen darin keinen Anlass, einzugreifen. Stimmt das?«

»Ich habe eingegriffen. Ich habe geholfen. Ich habe mich

neben sie gelegt, und ich habe die ganze Zeit ihre Hände gehalten. Ich habe die ganze Zeit für sie gesorgt, die ganze Zeit.«

»Aber Sie sahen in der Ohnmacht keinen Anlass, medizinische Hilfe zu holen.«

»Nein«, sagt Melodie, »nein, sie brauchte keine medizinische Hilfe. Sie brauchte Liebe. Sie brauchte mich. Sie musste wissen, dass ich da war. Dass sie loslassen durfte.«

»Wenn Sie das so formulieren, klingt es doch wieder so, als hätten sie es kommen sehen.«

»Nein«, sagt Melodie, »das nicht. Wir dachten nicht: Sie nimmt Abschied von uns. Erst, als sie wirklich weg war, wusste ich das. Wussten wir das. Ja, im Nachhinein konnte ich erkennen, dass es ein Prozess war, der darauf hinauslaufen würde, aber das haben wir Schritt für Schritt durchlebt.«

»In Ordnung. Ich glaube, wir drehen uns im Kreis. Nur noch etwas zu Ihren Mitbewohnern. Stimmt es, dass Sie dachten, Sie würden spüren, dass sie dasselbe dachten wie Sie, aber dass Sie nicht darüber gesprochen haben?«

»Wir haben das miteinander gespürt, ja«, sagt Melodie.

»Und Sie haben nicht darüber gesprochen?«

»Nein«, sagt Melodie, »wir haben es gemeinsam in völliger Stille durchlebt.«

Und jetzt nimmt sie es wieder nicht so genau mit der Wiedergabe der Ereignisse, absichtlich oder unabsichtlich, darüber fällen wir kein Urteil, es kann natürlich sein, dass sie es vergessen hat, es passiert öfter, dass sie Sachen anders behält als wir, aber wir haben beide ganz deutlich gehört, wie Muriel später ihren Satz beendet und gefragt hat: »Müssen wir nicht einen Arzt holen? Oder einen Krankenwagen rufen?« Und Melodie antwortete leise: »Sei mal still. Lass sie einfach. Sie ist so müde.

Sie ist bereit, loszulassen.« Daraufhin hörten wir etwas Gescharre und dann die zitternde Flüsterstimme von Muriel, die sagte: »Oh, ja, okay.« Das war eine ganze Zeit, nachdem Elisabeth bewusstlos geworden war, und Petrus sagte nichts, und Muriel schwieg danach auch, und so saßen sie da, während Melodie ganz langsam und gut hörbar ein- und ausamtete, die Füße aneinandergepresst, und kurz darauf sagte Melodie, Elisabeth sei fort.

Tot, würden wir sagen, aber Melodie verwendet das Wort lieber nicht. Viel zu direkt. Und das könnte auch das Problem dieses Gesprächs sein, dass Melodie die Dinge lieber nicht so direkt benennt, denn es scheinen nette Menschen zu sein, die die Fragen stellen, aber trotzdem verstehen sie sie nicht richtig, und Melodie versteht sie auch nicht. Dieselben Fragen und dieselben Antworten gehen noch ein paar Mal hin und her, bevor die zugewandte Frau sagt, sie hätte jetzt genug gehört. Melodie wird zurück in ihre Zelle gebracht, wo sie sich sofort im Schneidersitz aufs Bett setzt, was für die Blutzufuhr der Füße nicht die beste Haltung ist, aber es hilft ihr dabei, ihre verkrampften Zehen zu entspannen, und Entspannung ist unentbehrlich für so eine sensible Person wie Melodie, vor allem in Momenten wie diesen, wenn sie ihre Mutter vermisst.

20

Wir sind Widerstand. Jahrelang sind wir die Daumenschrauben gewesen, die bei Petrus immer dann angezogen wurden, wenn er etwas nicht wollte oder wütend war, und jetzt, unter der dünnen Decke auf dem Plastikbett in der Zelle liegend, bei dem Versuch, wenigstens noch kurz zu schlafen, weil das nachts nicht geklappt hat, zieht er sie selbst an. Seine Decke hebt und senkt sich im schnellen Rhythmus seiner Atmung, Rücken und Hände sind schweißnass. Seine Beine wollen treten, seine Arme wollen schlagen, seine Fäuste wollen das Laken zerfetzen, sein Kopf will gegen die Wand. Warum muss er hierbleiben, wenn er nicht noch mal verhört wird? Warum lassen sie ihn so lange allein, ohne ihm zu sagen, was da gerade vor sich geht? Er möchte schreien, aber er beißt die Zähne zusammen und bleibt liegen. Ich befinde mich im Widerstand, sagt er sich selbst, ich befinde mich einfach im Widerstand. Und er denkt an die Dinge, die Melodie ihm über uns beigebracht hat.

»Wenn du den Widerstand spürst, dann kann es helfen, ihn dir als großen Heuballen vorzustellen, gegen den du dich mit deinem ganzen Gewicht lehnst. Anfangs denkst du, der Widerstand würde sich nicht verändern, aber wenn du dich weiter gegen ihn lehnst, dann spürst du, wie der Heuballen allmählich nachgibt. Dass alles etwas lockerer wird. Und das ist der Anfang der Entspannung.«

In den letzten Tagen hat er in seinem Kopf hunderte Heuballen zur Seite geschoben. Zuerst hat er sich sanft dagegen gelehnt, wie Melodie es ihm erklärt hatte. Doch später schubste er die Heuballen mit beiden Händen von sich weg. Er trat sie, er drosch auf sie ein, er rupfte sie auseinander und schleuderte das lose Heu in die Luft, um es mit den entspannenden Windböen seines Atems mitwehen zu lassen. Aber jetzt fühlt es sich so an, als hätten wir uns von einem Ballen in einen Berg verwandelt, einen Berg, der auf ihm liegt und ihn nach unten drückt, und ganz gleich, was für eine »Behandlung« er sich für uns auch ausdenkt, der Druck auf seine Brust nimmt nur immer weiter zu.

»Widerstand ist kein Gedanke, sondern ein Gefühl«, hatte Melodie gesagt. »Zuerst ist es ein Reiz, irgendetwas, das du wahrnimmst. Zum Beispiel, wenn ich dich darum bitte, dein Gefühl zu teilen. Danach kommt die Angst. Du erschrickst. Der Gedanke, dein Gefühl teilen zu sollen, ist für dich bedrohlich, aus welchen Gründen auch immer. Wahrscheinlich hängt das mit deiner frühen Kindheit zusammen. Dein System protestiert. Und dann kommt der Widerstand. Dein Körper sagt ›Nein‹. Deine Muskeln spannen sich an. Du verkrampfst deine Kiefermuskulatur. Du ziehst den Bauch ein. Und erst dann, wenn das Gefühl des Widerstands erst mal da ist, dann kommen die Gedanken. Dass ich mich zu viel in dein Leben einmische, oder dass Muriel zu lange braucht, um ihren Part zu lernen, oder dass du Lust auf eine Zigarette hast, oder auf ein Bier, oder auf ein Butterbrot mit Käse. Das sind alles Gedanken, die aufblitzen, um das Gefühl des Widerstands zu erklären. Aber in Wirklichkeit geht es um das Gefühl. Das Gefühl des Widerstands, und darunter das Gefühl der Angst. Wenn du damit in Kontakt treten kannst, verstehst du erst, woher der Widerstand kommt. Dann kannst du deine Wunden heilen. Dann kannst du dich öffnen. Dann machst du Fortschritte. Aber dafür musst du kurz deine Gedanken loslassen, um dem Gefühl eine Chance zu geben.«

Petrus hat es versucht, er hat wirklich versucht, seine Gedanken loszulassen. Aber es sind zu viele. Zu viele Gedanken, die sich um die Frage drehen, warum er jetzt hier liegt, ohne Bewegungsfreiheit, ohne Tageslicht, mit den zwei kurzen Rauchpausen als einzigem Lichtblick. Zu viele Gedanken über Schuld. Jemand muss die Schuld dafür bekommen, dass er für etwas beschuldigt wird, woran er garantiert nicht die Schuld trägt; dass er zu Unrecht festgenommen wurde und mit sich selbst allein gelassen wird. Aber wer? Seine Gedanken springen hin und her, von Melodie zu Muriel zu Elisabeth zur Gesellschaft zu Maruko zur Frau im Verhörzimmer, die ihn so ungläubig angesehen hat, weil er an nichts gedacht hatte, und zurück zu Melodie.

In Melodie hatte er sein Vertrauen gesetzt. Sie alle hatten ihr Vertrauen in Melodie gesetzt. Wenn sie nicht wusste, was gut für ihre Schwester war, wie hätte er das dann wissen sollen? Wenn sie nicht erkannt hat, dass Elisabeth Hilfe gebraucht hätte, wie hätte er das dann erkennen sollen? Wenn sie nicht auf die Idee gekommen war, dass man einen Arzt anrufen muss, wenn jemand krank ist, weil man sonst von der Polizei festgenommen werden kann, wie hätte er dann auf die Idee kommen sollen? Und warum sitzt er dann jetzt in einer Gefängniszelle fest? Warum kann er nicht raus, wenn er das will? Jetzt muss er allein warten, bis etwas passiert, während Melodie genau weiß, dass seine Gefühle sich immer gegen ihn wenden, wenn er zu lange allein ist. Sie ist diejenige, die ihn darauf hingewiesen hat, warum hat sie also jetzt nicht veranlasst, dass er nach Hause darf? Warum hat sie nicht die Verantwortung übernommen, damit er und Muriel die Entwicklungen zu Hause hätten abwarten können. Und Muriel ist ja auch ein Fall für sich. Warum hat sie an dem Abend so wenig gesagt? Sie redet, summt, singt – wenn man das so nennen will, mit dieser Zitterstimme, die zum Verrücktwerden ist – pausenlos, aber als Elisabeth sterbend auf dem Bett lag, hat Muriel Melodie nur eine einzige Frage gestellt und danach den Mund gehalten.

»Ihre Mitbewohnerin stirbt vor Ihren Augen, und Sie denken an nichts?« Er ist gespannt darauf, was Melodie und Muriel darauf antworten würden.

Und dann Elisabeth selbst. Während er gegen den immer schwerer werdenden Heuballen drückt, der symbolisch für uns steht, denkt er, dass Elisabeth eigentlich schon immer ein Klotz am Bein der Wohngruppe war. In all den Jahren hat er Elisabeth kaum kennengelernt, und das hat damit zu tun, denkt er, dass Elisabeth nie ein vollwertiges Gruppenmitglied war, sondern eher jemand, den sie aus Fürsorge aufgenommen hatten, teils, weil sie Melodies Schwester war, teils, weil sie ein gesundes, soziales Umfeld brauchte; Menschen, mit denen sie reden konnte und die ihr Gesellschaft leisteten, und deshalb ist es besonders bitter, dass diejenigen, die ihn und seine Mitbewohnerinnen festgenommen haben, sich überhaupt nicht für das Versagen der Gesellschaft interessiert haben, die Elisabeth so zugesetzt hat, die sie todkrank gemacht hat, was die Wohngruppe, so gut es eben ging, aufgefangen hat. Und als Dankeschön werden sie jetzt als Sündenböcke dargestellt, als wäre es ihre Schuld, dass Elisabeth es wegen allem, was sie durchgemacht hat, nicht mehr ausgehalten hat. Als wäre die Wohngruppe die Ursache ihres Problems gewesen, statt der Stütze, die sie all die Jahre aufrecht gehalten hat, obwohl sie schon so lange wankte. Und so werden in diesem kapitalistischen neoliberalen System alle Schuldfragen umgekehrt, denkt Petrus, mit den Fäusten das Heu im Kopf bearbeitend, das wurde schon deutlich, als die Ermittler ausschließlich Fragen über ihr Leben in der Wohngruppe gestellt haben, und nichts über andere Sachen wissen wollten, die Elisabeth in ihrem Leben durchgemacht hatte, Sachen, über die er auch nicht besonders viel weiß, aber die Melodie oft genug angedeutet hat, die auf jeden Fall mit ihrer Familie zu tun und sie so sensibel gemacht hatten, dass sie letztendlich keine Energie mehr dafür hatte, weiterzuleben. Eine Gesellschaft, die so mit dem Tod einer angeschlagenen Person umgeht, ist selbst krank, denkt er, und in seiner Vorstellung rammt er sein Knie ein paar Mal ins Heu, aber es hilft nicht; wenn er seine Augen öffnet, liegt er immer noch in einem sehr kleinen Raum, dessen Wände langsam auf ihn zukommen, und er fühlt unser Gewicht immer noch schwer auf seine Brust drücken, obwohl er ruhig und tief atmet, so wie er es von Maruko gelernt hat, dem Mann vom Neun-Tage-Prozess, den er immer sehr bewundert hat, aber jetzt, da Petrus so unter uns begraben liegt, dass er kaum noch Luft bekommt, erinnert er sich daran, dass er während Marukos Meditationen öfter das Gefühl hatte, zu ersticken, weil Maruko immer sagte, man müsse warten, bis das Ausatmen gegen das Einatmen stößt, was Petrus nie so ganz verstanden hat, weshalb er immer zu lange mit dem Einatmen wartete und fast jedes Mal kurz vor dem Hyperventilieren war. Und damals, als sie den Neun-Tage-Prozess durchliefen, aber auch danach, wenn sie sich die Audioaufnahmen wieder anhörten, hatte er immer gedacht, es hätte an ihm gelegen, er würde etwas falsch machen. Doch jetzt, wo Elisabeth gestorben ist, vermutet er langsam, dass man Maruko nicht über den Weg trauen kann. Maruko behauptet nämlich, jeder, der das wolle, sei dazu fähig, sich von Nahrung zu lösen, aber wenn man mal schaut, wie vielen Leuten das letztendlich überhaupt gelungen ist, stellt man fest, dass das nur ein paar besonders fanatischen Leuten vorbehalten ist; Menschen wie Maruko, und vielleicht zukünftig auch Petrus, wenn er weiter übt, und vielleicht auch Melodie, aber lange nicht jedem, und deshalb ist es lebensgefährlich, allen zu versprechen, diesen Weg erfolgreich einschlagen zu können, und die einzige Triebfeder für ein solches Handeln, die Petrus einfällt, ist Habgier, denn der Neun-Tage-Prozess unter Marukos Leitung war alles andere als billig gewesen, sie hatten lange dafür sparen müssen, und je mehr Leute mitmachten, desto reicher wurde Maruko, und das war ihm auch schon aufgefallen, als sie angefangen hatten, sich mit Lichtnahrung zu beschäftigen, aber trotzdem waren Melodie, Muriel und er der Meinung gewesen, dass sich die Investition doppelt und dreifach lohnen würde; all die Bücher und Programme waren vielleicht teuer, aber man konnte damit eine unbezahlbare Freiheit erlangen. Doch jetzt, wo er in einem viel zu kleinen Raum liegt und ihm ein großer, unsichtbarer, atemnehmender Heuballen auf die Brust drückt, muss er konstatieren, dass er keine Freiheit gewonnen, sondern sie verloren hat, und der Gedanke macht ihn so wütend, dass er sich kerzengerade aufrichtet.

»Ruhig, Petrus, ruhig atmen«, hört er Melodie in Gedanken sagen. »Lass ihn ruhig kommen. Lass den Widerstand ruhig zu.«

Aber wir sind zu viel, wir sind zu groß. Das Blut steigt in seinen Kopf, seine Muskeln spannen sich an, und das ist der Moment, in dem Melodie ihm normalerweise dazu raten würde, vielleicht besser kurz rauszugehen, um abzukühlen und die Wut aus dem Körper zu laufen, aber das geht nicht, er kann nicht raus, und weil er es trotzdem will, steht er auf und drückt gegen die Tür, mit seinen Händen, seinen Schultern, seinem Rücken. Er drückt und drückt und drückt. Er stampft, er tritt, er tobt. Er schreit.

»Lasst mich raus! Verdammt noch mal. Lasst mich verdammt noch mal raus.«

Er schlägt mit der Faust gegen die Tür, dreimal, viermal, bis seine Hand blutet. Und dann weint er. Und dann liegt er am Boden. Und dann sind wir weg. Verpufft. Petrus kapituliert.

»Geht's?«, hört er Melodie fragen. »Darf ich deine Hand halten? Schön, dass du wieder da bist, Petrus. Das war sehr schmerzhaft, was gerade passiert ist. Sehr schmerzhaft, für uns alle. Dieses Verhalten wird dir niemand durchgehen lassen. Diese Aggression. Wir fühlen das alle ganz tief in uns, wenn du so schreist und stampfst. Aber wir lieben dich, Petrus. Bedingungslos. Wir glauben an dich. Du bist nicht dein Widerstand. Ich glaube an dich. Ich glaube an dein Potenzial. Du bist noch nicht so weit, aber zusammen werden wir es schaffen.«

Und dann weiß er wieder, warum er bei Melodie eingezogen ist. Weil sie die Einzige ist, die damit umgehen kann, wenn wir ihn mal wieder übermannen. Die Einzige, die ihn akzeptiert, mit und ohne uns. Die Einzige, die ihn will, trotz seines Fehlverhaltens. Petrus führt seine ramponierte Hand zum Mund. Er saugt an den Knöcheln. Der Geschmack des Blutes beruhigt ihn. Vielleicht sollte er sich wieder auf die Matratze legen. Doch mit uns ist auch jegliche Energie aus ihm gewichen, also bleibt er auf dem Boden liegen, und seine Augen fallen zu, und da ist Melodie wieder, Melodie, die mit einem Megaphon neben dem Hau-den-Lukas steht und ruft: »Wir sind Liebe, wir sind Liebe«, und mit einem großen Hammer schlägt er ihr auf den Kopf, der von ihrem Rumpf fällt und wegkullert, während aus ihrem Hals große Fontänen Orangensaft spritzen, und er muss sehr hoch springen, um dem Orangensaftstrahl, der auf ihn zuschießt, auszuweichen, so hoch wie das Riesenrad, und in der Luft über der Kirmes hängend fragt er sich, ob ihn der Aufprall auf dem Heuberg töten wird, doch der Kopf von Melodie sagt, das werde nicht passieren, denn er müsse daran denken, dass sie zusammen seien, dass sie als Einzige wirklich zusammen seien, weil sie sich trauen, wirklich miteinander in Kontakt zu treten, und gemeinsam ist man stärker als allein, aber Petrus, sagt sie, gib mir jetzt mal eben dein Herz, und er will schon nach seinem Herzen greifen, doch ihr Kopf ist viel zu groß, und ihre Stimme ist viel zu laut, sie ruft und schreit wie eine Betrunkene, und das Geräusch weckt Petrus, jetzt völlig steif vom harten Boden, wieder auf; er weiß nicht, wie spät es ist, aber anscheinend wurde gerade ein schreiender Häftling reingebracht, und bald bringt ihm bestimmt wieder jemand Essen in seine Zelle, und wer weiß, vielleicht darf er dann noch eine Zigarette rauchen, nur noch eine, damit muss er bald, wenn er wieder zu Hause ist, aufhören, aber jetzt noch nicht, jetzt kann er gerade nicht ohne, so ganz allein mit seiner sich gegen ihn richtenden Energie, aber das wird Melodie bestimmt verstehen; sie hat schon so vieles, was er getan hat, verstanden und verziehen, und er nimmt sich vor, sich daran zu erinnern, wenn er das nächste Mal spürt, wie wir heranrollen, weil

Melodie etwas Bestimmtes gesagt oder getan hat. Schlussendlich sind wir nur ein Gefühl, und indem er uns fühlt und seine Gedanken an das, was die anderen alles falsch gemacht haben, loslässt, wird er uns besiegen können.

21

Wir sind die vorläufigen Ermittlungsergebnisse. In dreifacher Ausführung liegen wir ausgedruckt und zusammengeheftet auf einer grauen Tischplatte unter einer Systemdecke mit unzähligen kleinen Löchern, während Liesbeth, Asif und Ton über uns konferieren. Ton hat das Wort; sprechend bespritzt er uns mit seinem Speichel, in dem noch ein paar Fitzelchen Brot mit Ei vom Frühstück zu finden sind, während Asif, ein bisschen gedankenverloren, mit den Fingerspitzen unsere Worte streichelt und Liesbeth sich voll und ganz auf die rechte obere Ecke des vordersten Blattes ihres Exemplars konzentriert. Sie knickt eine winzige Ecke um und fährt mit dem Nagel über den Knick, um ihn zu glätten. Dann faltet sie die Ecke wieder auf und macht einen neuen Knick direkt unter dem ersten, und direkt darunter noch einen, und noch einen, bis sie eine Falte hat, die exakt entlang der rechten oberen Ecke des Textfeldes verläuft, des letzten Buchstabens unserer ersten Zeile, dem *m* von *beim*, von *»Das Opfer wurde am 27. Juli d. J. nach Meldung des Todes beim«*.

»Tja«, sagt Ton, der uns vor einer Stunde per E-Mail empfangen hat, aber noch keine Zeit hatte, uns zu lesen. Das versucht er jetzt redend heimlich nachzuholen: »Ein ganz schön spezieller Haufen, diese Leute. Natürlich ist es nicht unsere Aufgabe, zu urteilen. Es ist erlaubt, fragwürdige Entscheidungen zu treffen. Aber wenn deshalb jemand tot umfällt …«

Dummes Geschwätz. Komm zur Sache, würden wir sagen. Es ist nicht nötig, uns noch mal in Stammtischsprech zusammenzufassen, Liesbeth hat uns klar und deutlich formuliert. Aber manche Menschen können dem Drang, über das zu sprechen, was klar und deutlich formuliert wurde, augenscheinlich nicht widerstehen.

»Aber gut«, sagt Ton, und er schlägt mit der flachen Hand auf unser Titelblatt, »zum Fall. Womit haben wir es hier faktisch zu tun?« Seine Augen scannen unsere Zusammenfassung. »Nachgewiesene Unterernährung, verschlechterter Gesundheitszustand, zwei Zeiträume. Ja, gut, dass ihr euch die beiden Zeiträume angesehen habt. Verdächtige wissen es nicht mehr. Körperliche Schwächung ist ihnen nicht aufgefallen. Tja.« Er schnalzt mit der Zunge. »Das ist natürlich schade, oder, Leute?«

»Was ist schade?«, fragt Liesbeth, während sie mit dem Nagel immer wieder über den letzten Knick fährt.

»Na, all die Arbeit, die ihr hier reingesteckt habt.«

Liesbeth faltet die umgeknickte Ecke wieder auf. »Und was soll daran schade sein?«

»Nichts gegen eure Arbeit. Wirklich nicht. Ihr seid sehr gründlich vorgegangen. Das hätte ich selbst nicht besser machen können.«

»Aber?«

»Na ja, insgesamt habt ihr nur wenige Beweise für eine Straftat gefunden. Wie bitter das auch ist. Man müsste schon einen sehr motivierten Staatsanwalt erwischen, um aus dieser Sache etwas zu machen.«

Asif räuspert sich. »Was nicht heißen soll, dass wir uns umsonst eine so genaue Übersicht über den Fall verschafft haben.« Er hüstelt. »Vor allem Liesbeth, ich habe nur bei den Verhören geholfen. Und ihre Gründlichkeit hat mich schwer beeindruckt. Ich habe wirklich viel gelernt, Liesbeth. Das wollte ich dir noch sagen.«

»Ja, unsere Lies ist schon eine echte Wadenbeißerin, was?«

»Und ich bin davon überzeugt, dass wir die Verdächtigen zum Nachdenken gebracht haben. Ich konnte während der Gespräche geradezu sehen, wie ein paar Groschen gefallen sind. Und das gehört streng genommen vielleicht nicht zu unserem Zuständigkeitsbereich, aber –«

»Schön und gut, Asif, aber wir sind keine Sozialarbeiter. Wir sind Ermittler. Wir wollen die Wahrheit ans Licht bringen. Und wenn ich sehe, wie viel Arbeit ihr, und vor allem Liesbeth, in diesen Fall gesteckt habt, dann denke ich einfach: Das ist schade. Es ist einfach schade, dass ihr da so viel Arbeit reinsteckt und dass dabei dann so wenige harte Fakten rumkommen, aus denen man einen echten Fall hätte machen können.«

»Hm, hm«, sagt Liesbeth, die jetzt ganz langsam versucht, die Ecke des obersten Blattes entlang des Knicks abzureißen.

»Und auch, weil ich von Anfang an gesagt habe, das würde ein schwieriger Fall. Da wirklich etwas Strafbares nachzuweisen, meine ich. Wenn es letztendlich auf die Frage hinausläuft, ob Menschen daran hätten denken müssen, medizinische Hilfe anzufordern. Und dann hängt auch noch so viel von den Zeugenaussagen ab. Da hat man schon ein paar harte Nüsse zu knacken.«

»Wenn die Justiz entscheidet, den Fall weiterzuverfolgen, könnten sie Sachverständige einschalten«, sagt Liesbeth. Die Ecke ist jetzt beinahe ab.

Ton lehnt sich zurück und verschränkt die Hände hinterm Kopf. »Und die müssten dann bestätigen, dass die Menschen hätten merken müssen, dass es ihrer Mitbewohnerin nicht gut ging? Was für Sachverständige sollen das bitteschön sein? Ärzte? Psychologen?«

Liesbeth rollt das abgerissene Dreieck zwischen den Fingern zusammen. »Wir haben den Beweis, dass Unterernährung die Todesursache war. Und wir haben den Beweis, dass die Verdächtigen all ihre Zeit mit dem Opfer verbracht haben, bis zum Todeseintritt«, sagt sie bissig. »Also ist es an der Justiz, zu beurteilen, ob die Verdächtigen hätten merken müssen, dass das Opfer unterernährt war, und ob sie etwas hätten unternehmen müssen. Ich selbst würde ja behaupten, dass der Zusammenhang zwischen Nahrungsaufnahme und Überleben als bekannt vorausgesetzt werden darf.«

»Gleichzeitig sind das aber sehr labile Menschen«, sagt Asif.

»Labil, ja«, sagt Ton. »Völlig plemplem, wenn ihr mich fragt.«

»Nein«, sagt Asif, »nicht verrückt. Labil. Ich weiß, ihr haltet das alles für Unsinn, aber das ist es nicht. Diese Leute haben eine oder gar mehrere psychische Erkrankungen, die ihre Fähigkeit, sich in dieser Gesellschaft zurechtzufinden, beeinträchtigen. Und wahrscheinlich wäre es besser, wenn solche Leute mehr Hilfe bekommen würden. Aber in so einer Welt leben wir leider nicht. Also ist es das Mindeste, diese Beeinträchtigungen ernst zu nehmen.«

Ton hebt beschwichtigend die Hände. »Entschuldige, Asif. Ich wollte da keinen wunden Punkt treffen. War nur ein Scherz. Es kann hier doch ruhig mal etwas lockerer zugehen, oder? Was meinst du, Lies?«

»Wie du meinst, Ton«, antwortet Liesbeth.

»Okay. Wo waren wir? Die Empfehlung an den Staatsanwalt.

Ich würde das selbst eher konservativ angehen. Es wimmelt ja geradezu von diesen überambitionierten jungen Dingern. Dafür ist dieser Fall auch wieder der lebende Beweis. Ich meine, man könnte sich schon fragen, ob wir die Ermittlungen überhaupt hätten aufnehmen müssen. Ich wette nämlich darauf, dass das zu nichts führen wird. Der Fall bleibt eineinhalb Jahre auf einem Stapel liegen, so ein Schnell-schnell-Jurist wirft einen flüchtigen Blick drauf, und dann ist die Sache vom Tisch – zu kompliziert, nur geringe Erfolgschancen, kaum gesellschaftsrelevant. Zack, wieder ein Fall weniger auf der Liste. Lang lebe die Leistungsgesellschaft.« Und er schiebt uns achtlos weg.

Asif trommelt mit den Fingern auf dem Tisch.

»Oder klinge ich jetzt zu zynisch?«, fragt Ton. »Ich mache den Job ja schon etwas länger. Ich meine, das sind tolle Ergebnisse. Klasse verschriftlicht. Schlüssig belegt. Aber ich habe keine große Hoffnung, dass der Fall weiterverfolgt wird. All die Arbeit. Entschuldigt, dass ich das sage. Ihr habt das wirklich gut gemacht. Aber all die Arbeit. Völlig umsonst eigentlich. Völlig umsonst. All die gute Arbeit. Und das hätte die Staatsanwältin auch von vorneherein so beurteilen können.«

»Ja«, sagt Liesbeth und atmet tief durch die Nase ein. »Vielen Dank, Ton, für diese verblüffende Analyse unserer Ermittlungen. Wirklich klasse. Ich rufe gleich die Staatsanwältin an. Entlassen?«

»Entlassen. Diese Frau macht die Gefängniswärter verrückt. Sie fragt immer wieder nach Bio-Gemüse. Gib ihnen lieber ein paar krakeelende Langfinger-Junkies. Viel angenehmer. Wir sind eine Polizeiwache, kein Irrenhaus.« Er wischt sich über die Stirn. »Junge, Junge. Was für ein Fall. Scheiß Magersüchtige.«

»Alles klar, Ton«, sagt Liesbeth. Sie schiebt ihren Stuhl zurück und schnappt sich ihr Exemplar von uns. Ihre halbvolle Kaffeetasse kippt um, und der Inhalt rinnt über den Tisch, auf Asifs Hose. Liesbeth stürzt aus dem Raum.

»Hey«, sagt Ton. »Liesbeth?«

Asif schüttelt den Kopf. »Toll gemacht, Ton.«

»Ich? Aber ich hab doch nicht den Kaffee über deine Hose gekippt?«

»Ein bisschen Taktgefühl ist ja wohl nicht zu viel verlangt. Sie hat es mit ihrer Tochter schon schwer genug. Was dachtest du, warum ihr der Fall so wichtig ist?«

»Ihre Tochter? Was ist denn mit der?«

Asif steht auf und wischt seine Hose ab. »Unglaublich. Wie lange arbeitest du schon mit ›Lies‹ zusammen? Frag sie am besten selbst, was mit ihrer Tochter ist. Und sowas nennt sich Kollege. Du kannst das hier dann ja saubermachen.«

Und während Asif den Raum verlässt und Ton allein zurückbleibt, sprechen wir gerne noch kurz für uns selbst.

Das Opfer wurde am 27. Juli d. J. nach Meldung des Todes beim hausärztlichen Notfalldienst tot in seiner Wohnung aufgefunden. Nach der Untersuchung des Körpers hat der diensthabende Arzt den Fall der Gerichtsmedizin gemeldet, da kein natürlicher Tod festgestellt werden konnte. Diese hat wiederum die Kriminalpolizei informiert, die den Tatort aufgesucht und die drei Mitbewohner des Opfers wegen des Verdachts auf fahrlässige Tötung festgenommen hat, Artikel 307 des Strafgesetzbuchs.

Die forensische Untersuchung der stofflichen Überreste hat ergeben, dass das Opfer an Unterernährung gestorben ist. Das Ermittlerteam hat untersucht, ob die drei Verdächtigen, die beim Sterben anwesend waren und mit dem Opfer in der Zeit vor ihrem Tod zusammenwohnten, dadurch belastet werden können, dass sie nicht auf den sich stets verschlechternden Zustand des Opfers aufmerksam gemacht und keine nötige medizinische Hilfe angefordert haben. Hierfür wurden zwei Zeiträume untersucht, die dem Todesfall vorausgingen.

Erstens: der Zeitraum einige Wochen vor dem Tod des Opfers, in dem sich der Gesundheitszustand merklich verschlechtert haben muss. Es wurde festgestellt, dass die Verdächtigen verschiedene Anzeichen hätten bemerken können, die auf den schlechten gesundheitlichen Zustand hingewiesen haben, dass sie diese Anzeichen den Aussagen zufolge jedoch nicht als solche erkannt haben. Anzeichen, die wahrgenommen wurden, wurden den Verdächtigen zufolge nicht mit der Unterernährung in Verbindung gebracht. Genannt wurden unter anderem zunehmende Müdigkeit und verminderte Gesprächigkeit. Verdächtige Melodie van H., die Schwester des Opfers, erklärt, sie habe gedacht, diese Anzeichen seien eine Folge des volleren und anspruchsvolleren Zeitplans, der durch die täglichen Besuche bei ihrer dementen Mutter im Pflegeheim zustande kam, und der damit einhergehenden emotionalen Bürde. Verdächtiger Petrus Z. erklärt, er habe nicht darüber nachgedacht. Verdächtige Muriel de V. erklärt, sie wisse es nicht mehr genau. Alle Verdächtigen erklären, ihre Mitbewohnerin sei schon immer »schwach« gewesen und habe »Hilfe und Unterstützung benötigt« (Zitat Melodie van H.), deshalb seien ihnen die Anzeichen körperlicher Gebrechen möglicherweise nicht aufgefallen.

Zweitens: der Abend des Todeseintritts. Es wurde festgestellt, dass die Verstorbene zu verstehen gegeben hat, »sehr müde« zu sein und »nicht mehr zu können«. Die Verdächtigen erklären, nicht auf den Gedanken gekommen zu sein, ärztliche Hilfe anzu-

fordern. Dafür werden verschiedene Gründe angegeben. Melodie van H. erklärt, es sei ein Prozess gewesen, für den sie gerne einen Raum schaffen wollte, sie habe sich nicht mit der möglichen Konsequenz, dass ihre Schwester sterben könnte, auseinandergesetzt. Darüber hinaus erklärt sie, ihre Schwester sei für den nächsten Schritt bereit gewesen, sie sehe den Todeseintritt nicht als negatives Ereignis. Petrus Z. erklärt, er habe versucht, im Moment anwesend zu sein, er habe nicht daran gedacht, einzugreifen. Muriel de V. erklärt, sie könne sich nicht mehr erinnern.

Die Verdächtigen scheinen keine Gefahr für die Gesellschaft darzustellen und können entlassen werden.

Bei der Erwägung, ob weiter ermittelt werden sollte, kann die Frage berücksichtigt werden, ob den Verdächtigen vorgeworfen werden kann, nicht an das Anfordern ärztlicher Hilfe gedacht zu haben, obwohl die Notwendigkeit dieser Handlung berechtigterweise als bekannt hätte vorausgesetzt werden können. Hierbei sollte auch der psychisch labile Zustand der Verdächtigen berücksichtigt werden.

22

Wir sind ein Kugelschreiber, ein brandneuer weißer Kugelschreiber mit Polizeilogo an der Seite. Seit gestern Abend liegen wir zusammen mit einem unlinierten Papierstapel auf einem Tisch in der Zelle einer besorgten Frau und warten darauf, dass sie endlich irgendetwas mit uns anstellt. Bevor wir hier gelandet sind, lagen wir monatelang zusammen mit hunderten anderen identischen Kugelschreibern in einer großen Kiste, bis wir herausgeholt und in ein Kästchen mit ein paar Bleistiften und älteren, erfahreneren Kugelschreibern gestellt wurden. Und jetzt ist es wohl endlich so weit: Wir werden tun, worauf wir unser ganzes kurzes Leben lang vorbereitet wurden. Schreiben. Von jemandem zwischen Daumen, Zeigefinger und Mittelfinger gehalten werden, auf ein Blatt Papier gesetzt werden und dann zusammen mit dem Schreibenden Wörter erschaffen, vielleicht sogar Sätze, auch wenn Letzteres den älteren Stiften zufolge nicht mehr so gebräuchlich ist. Dafür benutzen die Menschen heute lieber ihren Computer, oder ihr Handy, was die Älteren als Todsünde betrachten, als einen Verlust für Mensch und Kugelschreiber, denn der Stift ist das unmittelbarste Medium zwischen Mensch und Text, sagen sie, das einzige Medium, bei dem man von den Wörtern nicht nur die Bedeutung ablesen kann, sondern auch, wie sie aufgeschrieben wurden. Man kann also sehen, wie der Schreibende den Kugelschreiber über das Papier gleiten ließ, schnell oder langsam, zögerlich oder entschlossen, nachlässig oder akkurat, und deshalb ist es ein großer Verlust, dass Kugelschreiber heutzutage größtenteils zum Schreiben von Einkaufs- und To-do-Listen verdammt sind, während wirklich wichtige Texte, wie Briefe oder gar Schummelzettel, diesen distanzierten Geräten anvertraut werden.

Schummelzettel. Als Neuling habe ich dazu noch keine richtige Meinung, also zu diesen Geräten, aber Schummelzettel ist ohne Frage ein lustiges Wort. Hoffentlich schreiben wir einen Schummelzettel. Oder einen Brief, denn Briefe sind schön lang, haben wir uns sagen lassen, und wenn ein Brief fertig ist, reist er an einen anderen Ort, und wir dann auch ein bisschen, jedenfalls die Tinte, die von uns stammt, und dann nimmt sich jemand die Zeit, den Brief zu lesen. Ein Brief oder einen Schummelzettel, das wäre unser größter Wunsch. Eins von beiden.

Das wird unser erstes Mal, wenn es überhaupt dazu kommt, denn anscheinend findet die Frau das alles noch viel aufregender als wir. Sie hat uns schon ein paar Mal in die Hand genommen, und einmal hat sie unsere Spitze sogar ganz nah über das Papier gehalten, doch dann hat sie uns wieder weggelegt und sich mit geschlossenen Augen im Schneidersitz aufs Bett gesetzt. So sitzt sie immer noch da, sie lehnt sich gegen die Zellenwand, hat die Augen geschlossen und reibt sich mit den Händen über den Bauch. Wir hören, wie sie tief Luft holt, und dann reißt sie ihre Augen auf und sagt: »Okay. Okay, Muriel.«

Sie rutscht vom Bett und krabbelt auf den Knien zum Tisch, auf dem wir liegen. Er ist zu niedrig und zu klein, um darauf vernünftig schreiben zu können, ein Brief wird es also eher nicht, wenn es überhaupt irgendwas wird. Erneut nimmt sie uns in die Hand: Mit schwitzigen Fingern, die Seite des Mittelfingers unten, Daumen und Zeigefinger seitlich, hält sie uns verkrampft fest. Und dann geschieht ein Wunder. Unsere Spitze berührt das Papier, und vorsichtig gleiten wir über die weiße Fläche und hinterlassen eine Spur dunkelblauer Kugelschreibertinte. Wir erschaffen Wörter, mit ordentlich miteinander verbundenen Buchstaben.

Lieber Papa, liebe Mama,

ich schreibe euch

Ein Brief! Yes! Ein Brief. Und auch noch an die Eltern. Bei unserem allerersten Mal wird direkt ein Brief mit uns geschrieben.

Doch zu früh gefreut. Der Satz geht nicht weiter. Sie schiebt das Blatt mit den ersten Worten unter einen Stapel und fängt von vorne an, jetzt in einer anderen Handschrift, größer und runder, mit voneinander getrennten Buchstaben.

Dinge, die mich nähren

Sie unterstreicht die Worte. »Dinge, die mich nähren.« Wird das etwa ein Rezept? Oder eine Einkaufsliste?

1. *Mich selbst ernst nehmen*
2. *Meine Gefühle fühlen*
3. *Von meinen Eltern unabhängig sein*
4. *Mit anderen singen*

Das ist alles noch sehr neu für uns, dieses Listenschreiben, aber wir glauben nicht, dass man die Dinge, die sie aufschreibt, essen kann. Oder dass man sie in einem Geschäft kaufen kann. Vielleicht ist es dann doch eher eine To-do-Liste.

5. *Darüber nachdenken, was gut ist (für mich und die Welt)*
6. *Liebe geben und empfangen*
7. *Offen für meine Gefühle sein*
8. *Meine Flügel entfalten und wegfliegen*

Sie atmet tief ein. »Ja«, sagt sie laut. »Ich darf sein. Ich treffe meine eigenen Entscheidungen. Ich bin Licht.« Sie schließt die Augen und atmet dreimal ein und aus. »Ich bin Licht.«

Sie wischt sich die Hand an der Hose ab, was auch angebracht ist, denn ihre Finger sind so glitschig, dass wir fast ausgerutscht wären.

Warum sollte sie sowas notieren? Dinge, die sie nicht nähren? Die kann sie doch gar nicht kaufen? Oder nicht machen? Dafür benötigt sie doch keine Liste?

1. *Sich wiederholende negative Gedanken*
2. *Denken, dass ich Hunger habe*
3. *Schuldgefühl*
4. *Schokoküsse*
5. *Himbeerkuchen mit Schlagsahne und klarem Tortenguss*
6. *Hering mit Zwiebeln*
7. *Gedanken an Essen*
8. *Kalorienzufuhr und -verbrauch im Kopf ausrechnen*
9. *Mich selbst durch Gedanken an Essen wach halten*

10. Brot mit Schokostreuseln und Käse
11. Die Befürchtung, zu sterben, wenn ich nicht genug esse
12. Angst

Komisch, hier stehen dann wiederum Sachen, die man sehr wohl in einem Geschäft kaufen kann, aber das hat sie anscheinend nicht vor. Und offensichtlich merkt sie auch, dass das ein bisschen merkwürdig ist, so eine umgekehrte Einkaufsliste, denn jetzt streicht sie mit einem großen Kreuz energisch alles durch. Was für uns auch wieder eine völlig neue Erfahrung ist, lange Linien ziehen, wortlose tiefe Striche, hin und her und hin und her, ohne Umschweife. Und als hätte sie das Durchstreichen selbst erschreckt, als wollte sie wieder etwas gutmachen, zeichnet sie auf dem Blatt mit der Liste der Dinge, die sie nähren, zittrig ein paar Herzchen und Blümchen. Dann legt sie die Seite mit den beiden Listen auf den Boden und schreibt auf einem neuen Blatt weiter.

Ich bin Licht
Ich singe von Herzen
Ich entfalte meine Flügel und fliege weg
Alles, was ich brauche, habe ich bereits
Alles, was ich brauche, habe ich bereits
Ich habe alles, was ich brauche

Sie nimmt die Seite mit den nährenden Affirmationen, was auch immer das sein mag, und setzt sich aufs Bett. Sie liest die Sätze laut vor, aber ihrer Stimme ist anzumerken, dass sie jeden Augenblick in Tränen ausbrechen könnte, und als sie bei »Ich singe von Herzen« angekommen ist, kullern sie auch schon.

Emotionen kommen beim Schreiben immer wieder vor, darauf wurden wir vorbereitet, aber es kommt jetzt doch etwas überraschend, dass sie diese kurzen Sätze so mitnehmen, die klingen doch recht positiv. Vielleicht haben sie eine tiefere Bedeutung. Vielleicht ist es ja ein Gedicht, das hört man auch immer wieder, dass Leute Gedichte schreiben, die sich nicht reimen. Oder es ist eine Art Schnulze, aber ohne Musik.

»Alles, was ich brauche, habe ich bereits«, sagt sie schniefend. »Alles, was ich brauche, habe ich bereits. Ich habe alles, was ich brauche.«

Und jetzt weint sie noch heftiger, das hat sie von diesen ganzen Wiederholungen. Sie bebt und zuckt wie ein kleines Kind, und wir glauben, wir hören sie sogar kurz »Mama« sagen, und es stellt sich heraus, dass das gar nicht so abwegig ist, denn als sie sich wieder etwas beruhigt hat, kriecht sie zum Tisch zurück und zieht das unterste Blatt – den Brief, ja, das war der Brief – wieder aus dem Stapel.

Lieber Papa, liebe Mama,

ich schreibe euch

Und sie schreibt in derselben, fließenden, langsamen Handschrift wie zu Beginn. Ab und zu hält sie inne, mit unserer Spitze auf dem Papier, aber dann schreibt sie wieder schnell weiter. Schon bald ist unser erster Brief eine Tatsache.

diesen Brief aus einer Gefängniszelle. Meine Mitbewohner und ich wurden wegen des Verdachts der fahrlässigen Tötung festgenommen, weil Elisabeth gestorben ist. Die Polizei sagt, sie sei an Unterernährung gestorben. Ich weiß, dass wir uns das letzte Mal, als ich bei euch war, darüber gestritten haben, dass ich so dünn bin. Ich glaube, es war für euch das Beste, aber auch für mich, euch danach eine Weile nicht mehr zu sehen. Ich habe nämlich wirklich daran geglaubt, dass ich den richtigen Weg eingeschlagen hatte, und es war nicht schön, dass ihr mich dabei nicht unterstützen konntet, für mich nicht, aber auch für euch nicht. Und ich weiß auch gar nicht, wie es so weit kommen konnte. Die Polizei sagt, wir hätten früher bemerken müssen, dass es Elisabeth nicht gut ging. Und ich hatte auch schon mal ausgerechnet, dass uns allen Energie fehlt, seit wir täglich Melodies und Elisabeths Mutter besuchen. Die ist nämlich vor einiger Zeit in ein Pflegeheim gekommen, und wir wollten gerne so viel wie möglich bei ihr sein, weil die Pflege dort nicht besonders gut ist. Aber wahrscheinlich war das für Elisabeth einfach zu viel des Guten. Mittlerweile denke ich, dass wir beide für das Loslassen von Nahrung noch nicht bereit waren. Und ich glaube, ihr konntet das sehen, als ich das letzte Mal bei euch war. Und es ist natürlich unglaublich traurig, dass Elisabeth gestorben ist. Vielleicht ist es aber in gewisser Weise das Beste für sie, denn sie wirkte immer sehr unglücklich. Ich frage mich allerdings, ob wir es hätten verhindern können. An dem Abend, an dem sie gestorben ist, habe ich noch überlegt, einen Krankenwagen zu rufen, aber ich habe mich nicht getraut, das zu sagen, und dann war es schon zu spät. Und es hatte auch etwas Schönes. Sie ist sehr friedlich gestorben, das war wirklich so. Aber dann kam der Arzt, den wir nicht kannten, denn unser Hausarzt konnte nicht benachrichtigt werden, und der andere Arzt fand das alles nicht normal, und dann kam die Polizei, und jetzt sitze ich hier. Inzwischen habe ich wegen all dem auch meine Zweifel bekommen. Und ich weiß nicht, warum ich diesen Brief schreibe, aber

Sie hält kurz inne, und dann, ohne Vorwarnung, steckt sie sich unser Ende einfach in den Mund und macht mit der Zunge kreisende Bewegungen um uns herum. Das ist es also, was sie mit »anderen Dingen« gemeint haben. Man wird nicht nur zum Schreiben verwendet, sondern auch für andere Dinge. Zum Klicken, Herumspielen, Beißen, Lutschen. Es fühlt sich etwas ungewohnt an, aber definitiv nicht unangenehm.

ich möchte mich auf jeden Fall bei euch entschuldigen, ihr seid nämlich bestimmt wegen allem, was passiert ist, ganz schön enttäuscht von mir. Und es ist auch schade, dass wir uns deshalb nicht mehr sehen. Aber ich möchte noch sagen, dass das alles keine Absicht war! Und wenn ihr das auch möchtet, können wir uns vielleicht mal treffen und darüber reden. Mir ist nämlich auch so einiges wegen früher klar geworden, und ich glaube, es wäre gut, das mit euch zu teilen.

Viele Grüße

Sie zögert kurz und drückt auf unsere Spitze. Ihre Finger sind schon wieder unglaublich schwitzig.

und Umarmungen von eurer Tochter Muriel

Und dieses Blatt nimmt die Frau, eure Tochter Muriel, nicht mit zum Bett. Stattdessen lässt sie es zusammen mit uns auf dem Tisch liegen, während sie sich auf der Pritsche ausstreckt. Vermutlich muss sie sich vom Schreiben ausruhen. Leise summt sie vor sich hin, erst noch etwas suchend, doch nach einer Weile wird daraus eine Melodie, und nach der Melodie kommen auch die Worte. »*Kommt, Freunde, in die Ruhunde, Kenner der Handwerkskunst, ich tue euch die Kuhunde, wie ich durch die Schleifscheiheibe ernähre Frau und Kind, gar ausgesetzt Wetter und Wind. Tilirelum terla, und linksherum und rechtsherum dreht sich der Stein durchs Schlagen meiner Beiheine jujujujujujujuuu.*« Und so singt sie eine Weile vor sich hin, klopft sich mit den Händen im Takt auf den Bauch, und auch wenn es nicht wirklich schön klingt, scheint sie Spaß daran zu haben, doch dann ertönt hinter der Zellentür ein lautes Geräusch, und der Gesang bricht abrupt ab. Sie schießt hoch, schnappt sich den Brief und alle anderen Blätter und schiebt sie unter ihr Kissen. Sie schaut sich suchend in der Zelle um, als würde sie vermuten, beobachtet zu werden. Dann holt sie den Brief wieder hervor und legt ihn auf den Boden. Sie nimmt uns vom Tisch und fängt an, alles durchzustreichen, all die schönen Worte, die wir zusammen erschaffen haben. Den Satz darüber, was sie ausgerechnet hatte, färbt sie komplett dunkelblau ein, und auch die zwei Sätze, in denen sie sich gefragt hat, ob sie es hätte verhindern können, weil sie noch an einen Krankenwagen gedacht hatte, und den Satz, in dem sie sagt, sie habe Zweifel bekommen. Und noch ein paar Sätze, die nach den durchgestrichenen Sätzen kommen. Sie seufzt mehrmals tief, faltet den Brief ganz klein zusammen und steckt ihn in ihre linke Hosentasche. Auf dem Stapel liegt jetzt ein neues leeres Blatt. Mit unserem Ende zwischen den Zähnen betrachtet sie es, und wir fragen uns, ob sie vor Schreck vielleicht eine Schreibblockade hat, doch da nimmt sie uns aus dem Mund und schreibt.

Liebe Mitbewohner,

ich möchte euch gerne etwas mitteilen. In den letzten Tagen habe ich starke Zweifel bekommen

Noch ein Brief. Unser erstes Mal mit Muriel und direkt zwei Briefe, zwei mysteriöse Einkaufslisten, Mundkontakt und ein Gedicht, das sie zum Weinen gebracht hat. Das glaubt uns keiner.

Sie dreht uns ein paar Mal zwischen ihren Zähnen. Dann streicht sie »habe ich starke Zweifel bekommen« durch.

habe ich viel meditiert.

Aus dem Punkt hinter »meditiert« macht sie ein Komma.

, und nachgedacht.

Den letzten Punkt verändert sie ebenfalls in ein Komma.

, über unsere Lebensweise.

Sie hält kurz inne. Dann zeichnet sie ein umgedrehtes Dach zwischen »unsere« und »Lebensweise«, und schreibt das Wort »gemeinsame« darüber. Und zwischen »gemeinsame« und »Lebensweise« wird noch ein Dach gequetscht, mit »selbstgewählte« darüber, und zum Schluss streicht sie »über unsere Lebensweise« einfach durch.

darüber, wie ich leben möchte.

»Ja«, sagt sie. »Wie ich leben möchte.«

Ich war wirklich schockiert, als ich von der Polizei erfahren habe, dass Elisabeth an Unterernährung gestorben ist. Aber ich glaube, ich habe das irgendwie kommen sehen.

Dieser Brief scheint ihr noch schwieriger von der Hand zu gehen als der letzte. Sie schreibt langsam und übt kaum Druck aus, und dauernd unterbricht sie sich, um Sachen zu verändern, auch jetzt wieder. Sie holt tief Luft und lehnt sich zurück. Dann schüttelt sie den Kopf und streicht den letzten Satz durch.

Das habe ich nicht kommen sehen. Aber im Nachhinein finde ich es gar nicht so abwegig. Unsere Idee, von Licht zu leben, fand ich sehr inspirierend. Ich dachte, es wäre sehr schön, von nichts mehr abhängig zu sein.

Wieder lehnt sie sich zurück, und »von nichts mehr abhängig zu sein« wird durchgestrichen.

zusammen den Prozess zu durchleben.

Sie steht auf. »Ich darf sein«, sagt sie laut, während sie uns zwischen den Fingern dreht. »Ich darf sein. Ich darf sein. Ich darf sein.« Und sie setzt sich wieder.

Aber um ehrlich zu sein, habe ich Angst, dass ich das nicht kann. Ich habe nämlich fast immer Hunger und kann deshalb oft nicht schlafen. Und ich glaube, Elisabeth ging es vielleicht genauso. Und ich möchte euch

Sie streicht »euch« durch und macht daraus »uns«.

uns nicht die Schuld daran geben, aber ich glaube schon, dass wir

»Nein«, sagt sie, und der letzte Satz verschwindet unter einer dicken Schicht Tinte.

Ich frage mich deshalb im Nachhinein, ob unsere Lebensweise überhaupt zu Elisabeth gepasst hat. Vielleicht war sie einfach noch nicht bereit. Oder vielleicht hatte sie das gleiche Problem wie ich, und der Gedanke, Essen zu benötigen, war ihr einfach im Weg. Ich frage mich deshalb jedenfalls, ob ich selbst überhaupt in die Gruppe passe. Denn ihr beide könnt besser damit umgehen, glaube ich. Ich habe versucht, mir das von euch abzuschauen, aber das hat leider nicht geklappt. Und jetzt, wo Elisabeth tot ist, glaube ich, dass ich nicht bereit dafür bin, auch zu sterben. Davor habe ich mittlerweile nämlich große Angst. Und vielleicht könnte ich viel daraus lernen, aber ich fürchte, das schaffe ich nicht.

»Nein«, sagt sie und zerbricht uns dabei fast. »Nein. Das schaffe ich wirklich nicht.«

Und deshalb denke ich, dass es vielleicht besser ist, wenn ich euch verlasse. Es tut mir unglaublich leid, und ich werde euch vermissen, denn ich habe sehr viel von euch gelernt. Ich hoffe, ihr versteht das, und hoffentlich können wir Freunde bleiben. Ich wünsche euch alles Gute.

Alles Liebe, Muriel

Sie seufzt ein paar Mal. »Ich darf sein. Ich darf sein. Ich darf sein«, sagt sie. Dann klemmt sie sich uns wieder zwischen die Zähne, faltet den Brief zusammen und steckt ihn in ihre rechte Hosentasche. Und warum genau sie das macht, wissen wir nicht, aber plötzlich zerreißt sie alle übrig gebliebenen leeren Seiten. Erst reißt sie sie in der Mitte durch, und dann reißt sie sie erneut in der Mitte durch, und dann noch mal, und noch mal, bis nur noch ein Haufen kleiner weißer Rechtecke auf dem Tisch liegt. Sie schiebt die Rechtecke zusammen, hebt sie auf, wirft sie in die Luft und lässt sie auf Kopf, Schultern und die zum Schneidersitz gefalteten Beine rieseln, und so, von kleinen weißen Schnipseln übersät, mit uns im Mund und einem zusammengefalteten Brief in jeder Hosentasche, bleibt sie sitzen, bis jemand kommt, um ihr zu sagen, dass sie nach Hause darf.

23

Wir sind kognitive Dissonanz. Wir sind die unangenehme Empfindung, die Sie haben, wenn sich herausstellt, dass die Wirklichkeit nicht mit Ihren Überzeugungen übereinstimmt. Wenn Sie sich aufgrund Ihres eigenen Verhaltens eingestehen müssen, dass Sie doch kleingeistiger, kleinlicher und konservativer sind, als Sie dachten. Wir sind die Grimasse, die dann kurz über Ihr Gesicht huscht, nur ein paar Sekunden, bis Sie es geschafft haben, sich eine Geschichte auszudenken, in der Sie die Fakten, oder Ihr eigenes Verhältnis dazu, so verdrehen, bis es den Anschein hat, als würde alles wieder stimmen. Wir sind der Vater und die Mutter Ihres Selbstbetrugs.

Dafür müssen Sie sich nicht schämen, Sie sind nicht der Einzige. Schauen Sie sich nur Melodie an. In den vergangenen Tagen und Nächten musste ihr Gehirn Überstunden schieben, um alle Fakten und Fragen zu ihrem Handeln beim Sterbeprozess ihrer Schwester mit ihrem Selbstbild in Einklang zu bringen. Mit genügend Geschichten gewappnet, um nicht nur sich selbst, sondern auch ihre Mitbewohner davon zu überzeugen, dass niemandem von ihnen etwas angelastet werden kann, geht sie mit dem Gefängniswärter durch den langen Gang des Zellenkomplexes. Am Empfang bekommt sie die Sachen zurück, die sie bei ihrer Ankunft abgeben musste: Personalausweis, Portemonnaie, Handy, ihre Haustürschlüssel. Unsere Haustürschlüssel, korrigiert sie sich selbst, es ist unser Haus, und sie folgt dem Wärter durch weitere Gänge und über weitere Treppen zum Warteraum im Erdgeschoss, wo Muriel und Petrus schon auf sie warten.

»Endlich«, sagt sie. Sie geht zu Muriel, schlingt ihre Arme um sie und drückt sie fest an sich. »Was für ein Albtraum.«

Sie merkt, wie Muriel sich in ihrer Umarmung versteift. Die hat wohl den Kontakt verloren, denkt sie, und lässt Muriel los, um Petrus zu umarmen, bei dem sie die gleiche Reaktion wahrnimmt. Und den Geruch von Zigarettenrauch.

»Endlich. Gott sei Dank. Was für ein Höllentrip, was für ein grässlicher Höllentrip. Was ist mit deiner Hand passiert?«

»Nichts«, sagt Petrus. Er betrachtet seine Hand. »Gestoßen.«

»Ein Glück. Ich hatte schon Angst, dass dir das ohne uns alles zu viel geworden ist.« Melodie fixiert den Gefängniswärter. »Dürfen wir jetzt gehen?«, fragt sie.

»Ja, Sie können gehen. Einen schönen Tag noch.« Der Mann dreht sich um und geht.

»Einfach unglaublich, wie man hier behandelt wird. Als wären wir Kriminelle. Kommt ihr?«

Muriel und Petrus stehen auf. Sie gehen hintereinander durch die Drehtür und bleiben draußen vom grellen Sonnenlicht geblendet kurz stehen.

»Hach, Licht. Endlich. Das ist Nach-Hause-Kommen. Das allein ist einfach schon Nach-Hause-Kommen, findet ihr nicht auch? Die Luft, das Licht, ihr, wir. Wie wunderbar. Findet ihr nicht auch?«

»Ja«, sagt Muriel. »Schön.«

Sie machen sich auf den Weg.

»Was für ein Höllentrip das doch gewesen ist. Wie sie

Elisabeth dazu benutzt haben, uns unter Druck zu setzen. All die Lügen. Die Manipulation. Mir fehlen die Worte. Mir fehlen einfach die Worte.« Kopfschüttelnd schiebt sich Melodie zwischen die anderen beiden. »Aber zum Glück sind wir stärker. Das ist das Wichtigste, dass wir gemeinsam stark sind. Gemeinsam sind wir so stark! Sogar dann, wenn wir nicht zusammen sind. Als ich das alles durchstehen musste, habe ich euch gespürt, eure Unterstützung. Das haben wir uns gemeinsam aufgebaut.« Sie blickt von Petrus zu Muriel und wieder zurück. »Wir haben einander. Das macht uns unglaublich stark. Oder? Hattet ihr nicht auch das Gefühl, dass wir einander geholfen haben, obwohl wir nicht zusammen waren?«

Und ganz langsam setzen wir auch bei Muriel und Petrus die Rädchen des Selbstbetrugs in Gang. Keiner von beiden hatte in den letzten Tagen das Gefühl, bei den anderen zu sein. Sie fühlten sich allein und isoliert. Aber jetzt wird ihnen klar, dass dieses Gefühl nicht zu einem Bewohner der Wohngruppe Klang und Liebe passt, und die Erinnerungen an ihre Erfahrungen in der Zelle werden schleunigst angepasst.

»Ja, das hatte ich auch«, sagt Muriel, während sie an die Momente zurückdenkt, in denen sie versucht hat, zu singen und zu meditieren, um sich selbst zu trösten. »Nicht so stark wie du, glaube ich, aber beim Meditieren und bei den Affirmationen habe ich schon so etwas gespürt.«

»Ich habe auch oft an euch gedacht«, sagt Petrus wahrheitsgemäß. Er wischt sich den Schweiß von der Stirn.

Melodie nickt mit hochgezogenen Augenbrauen. »Ja, ja. Ich hatte natürlich auch schwache Momente. Da habe ich euch dann kurz vergessen. Aber sobald ich wieder mit mir selbst in Kontakt getreten bin, habe ich sofort wieder eure Anwesenheit gespürt. Das ist etwas ganz Besonderes. Schön, dass du auch noch meditiert hast, Muriel. Sehr klug. Unter diesen Umständen.«

Sie biegen um die Ecke und gehen an einem viel befahrenen Fahrradweg entlang in Richtung Unterführung.

»Und dieses Essen. Alles gespritzt und behandelt. Ich habe gar nichts gegessen, ich habe nur ein bisschen Wasser getrunken. Sonst wäre ich mit Sicherheit krank geworden. Was für ein Trauma, was für ein grässliches Trauma. Nach allem, was ich für sie getan habe. Was wir getan haben.«

Die anderen schweigen.

»So verletzend, wie sie unsere Geschichte verdreht haben. So verletzend. Dass sie es so dargestellt haben, als hätten wir gar nichts mehr gegessen. Als hätten wir Elisabeth verhungern lassen.«

Am Eingang der Unterführung wird der Fußgängerweg schmaler. Melodie beschleunigt ihren Schritt und geht vor Muriel und Petrus her. Sie dreht sich halb zu ihnen um und sagt: »Sie wollten es einfach nicht verstehen. Anfangs dachten sie die ganze Zeit, wir würden gar nichts mehr essen. Und dass einer von uns darüber bestimmt, wann wie viel gegessen wird. Es hat mich wirklich viel Energie gekostet, ihnen das vernünftig zu erklären. Dass wir alle selbst darauf achten, wo unsere Grenzen liegen.«

Sie verlassen die Unterführung und kehren ins grelle Sonnenlicht zurück. Melodie streckt die Arme aus und bleibt kurz stehen. »Was für ein Genuss. Wie ich das vermisst habe.« Sie geht weiter, jetzt rückwärts, das Gesicht ihren Mitbewohnern zugewandt. »Ich kann geradezu fühlen, wie die Energie in mich hineinströmt. Ihr nicht?«

Muriel und Petrus nicken. Sie gehen langsam, ein bisschen

vornübergebeugt, wie zwei alte Leute bei ihrem täglichen Schlurfspaziergang zum Supermarkt.

»Wie zermürbend das Ganze doch war«, sagt Melodie. »Seid ihr nicht müde? Möchtet ihr etwas teilen? Petrus, ich sehe, dass du deine Hände zu Fäusten geballt hast. Glaubst du, es gelingt dir, sie wieder zu entspannen? Wir sind jetzt sicher. Einfach entspannen und loslassen. Dann kommt der Rest ganz von allein.«

Sie überqueren den Fahrradweg, um zur Ampel zu gelangen.

»Ich bin so dankbar dafür, dass wir wieder zusammen sind«, sagt Melodie. »So dankbar. Ihr nicht? Einfach hier entlangzugehen, einfach gemeinsam durchs Sonnenlicht zu gehen.«

Sie gehen durchs Sonnenlicht, das ist eine Tatsache. Doch was sie ansonsten erleben, stimmt nicht mit dem überein, was sie sagen. Sie sagen, sie seien glücklich, sich wiederzusehen, sie sagen, sie hätten einander vermisst, doch tief im Innern schwelen wir. Muriel fragt sich, ob sie immer noch fortgehen will, vor allem wegen dem, was Melodie übers Essen gesagt hat. Das hatte sie ein bisschen vergessen, dass sie alle ihre eigene Grenze haben dürfen. Wahrscheinlich hat sie ihre Urteile über sich selbst zu viel auf die anderen übertragen, und deshalb hatte sie gedacht, die anderen würden sie dafür verurteilen, wenn sie ihrem Hungergefühl nachgeben würde, obwohl das gar nicht stimmte. Und als sie jetzt mit Melodie und Petrus nach Hause geht, kann sie sich gar nicht mehr vorstellen, all das, was sie zusammen haben, einfach wegzuwerfen, nur weil sie hungrig ist. Die Vorstellung, jetzt »Ich gehe fort« zu sagen, kommt ihr auf einmal sehr unwirklich vor. Nach allem, was sie zusammen durchgemacht haben. Und was sie noch durchmachen werden, denn Elisabeth ist immer noch tot, irgendwie vergisst sie das immer wieder, nicht die Tatsache an sich, aber die praktische Seite davon, dass sie eine Beerdigung organisieren müssen, mit Blumen und einem Sarg, einem Weidensarg vielleicht, und Trauerkarten und einem Auto; das schaffen Petrus und Melodie nicht ohne sie, und das würde sie auch nicht wollen, da müssen sie gemeinsam durch. Sie haben sie gemeinsam verloren, und jetzt müssen sie sie gemeinsam beerdigen, das versteht sich von selbst. Das ist ihr Leben. Unser Leben, denkt Muriel. Mein Leben. Ich kann doch nicht einfach vor meinem Leben davonlaufen?

Mit dem Abschiedsbrief in ihrer Hosentasche muss sie sich allerdings schon sehr gute Gründe dafür ausdenken, warum sie vor ein paar Stunden noch ganz anders darüber dachte.

»Ihr seht müde aus«, sagt Melodie. »Verschlossen. Ihr habt euch beide richtig verschlossen. Aber wen wundert's? So, wie die uns manipulieren wollten. Mit dieser Geschichte, Elisabeth wäre wegen uns unterernährt gewesen, und dass wir ihr hätten helfen müssen. Als hätten wir ihr je verboten zu essen. Völlig geisteskrank, oder? Geisteskrank. Wenn wir sie nicht in die Gruppe aufgenommen hätten, wäre sie schon viel früher gestorben, bei der schlechten Konstitution. Ich bin so froh, dass wir uns in diesem Wahnsinn nicht verloren haben. Dass wir immer wieder erklärt haben, wie es wirklich war. Dass Elisabeth das immer hätte sagen können, wenn sie Hunger gehabt hätte. Dass das nicht Elisabeths Problem war.«

Jaja, denkt Petrus, der die geballten Fäuste tief in seinen Hosentaschen vergraben hat. Das würde ich auch sagen, wenn ich du wäre, dass das nicht Elisabeths Problem war. Wenn das nämlich doch so gewesen wäre, wäre es jetzt deine Schuld, dass sie tot ist.

Sie biegen in eine große Einkaufsstraße, auf der viel Betrieb herrscht, weshalb sie nicht mehr nebeneinander gehen können. Eine Weile gehen sie schweigend hintereinander, Melodie vorne, dann Petrus und dahinter Muriel. Dann biegen sie in eine Seitenstraße, wo sie wieder nebeneinander gehen können.

»Wenn ich ehrlich bin, habe ich manchmal sogar fast an mir selbst gezweifelt, wisst ihr? Fast hätte ich gedacht: Vielleicht haben wir wirklich etwas falsch gemacht. Etwas Falsches gedacht, etwas Falsches gesagt. Aber dann bin ich wieder in mich gegangen, und ich habe auf mein Herz gehört, und dann wusste ich, dass das alles Unsinn ist. Das waren alles nur Methoden, uns zu erniedrigen und zu verletzen. Hätte Elisabeth irgendwas gebraucht, hätten wir das auf jeden Fall gemerkt. Aber sie hat immer deutlich gemacht, dass sie keine Hilfe wollte, abgesehen von der Hilfe, die sie schon von uns bekommen hat. Und immer, wenn mir wieder Zweifel kamen, habe ich meine Augen geschlossen, und dann habe ich meine Weisheit gespürt, und dann war ich mir immer ganz sicher, dass es ihre eigene Entscheidung gewesen ist, sie war einfach für den nächsten Schritt bereit. Das Loslassen war das Beste, was wir für sie tun konnten. Und das übersteigt all den Druck, jeden Menschen um jeden Preis so lange wie möglich am Leben halten zu müssen, notfalls sogar künstlich, mit giftigen Medikamenten und ohne echten Kontakt. Das übersteigt Schuld und Unschuld. Das übersteigt eigentlich alles. Ich muss aber zugeben, dass es mir schwerfiel, bei meiner Wahrheit zu bleiben. Sehr schwer.« Sie sieht Petrus und Muriel an, die jetzt beide rechts neben ihr hergehen. »Ich kann mir vorstellen, dass euch das auch nicht leichtgefallen ist. Bei unserer eigenen Wahrheit zu bleiben.«

Muriel und Petrus murmeln zustimmend. Sie werden immer langsamer, als wollten sie das Nach-Hause-Kommen hinauszögern. Sie schlurfen über den Gehweg. Die Sonne fällt in großen, eckigen Flächen auf die Straße, es gibt kaum Schatten. Bald werden sie vor ihrem Haus stehen, und noch immer stimmen die Geschichten, die sie sich selbst erzählen, nicht mit der Wahrheit überein. Petrus versucht gegen den Widerstand zu arbeiten, der gegen Melodies Wortflut aufwallt, und hält sich vor, das Lösen des Widerstands sei für ihn die einzige Möglichkeit, Fortschritte zu machen. Widerstand ist ein Gefühl, sagt er sich. Widerstand ist ein Gefühl, Widerstand ist ein Gefühl. Und der Gedanke, dass Melodie gerade wild drauflosquasselt, weil sie versucht, geradezubiegen, dass sie ihretwegen keinen Krankenwagen rufen durften, muss hintenanstehen. Das bin nicht ich, der das denkt, das ist mein Widerstand. Ein großer Heuballen, der nachgibt, wenn ich mich weiter ruhig und entspannt dagegen lehne. Wenn ich meinen Widerstand wirklich fühlen kann, verschwinden die Gedanken auch wieder.

»Ich muss zugeben, dass ich in der Zelle ein bisschen Brot gegessen habe«, sagt Muriel.

»Ich habe schon bemerkt, dass dein Energiefeld etwas schwächer ist als sonst«, sagt Melodie. »Aber ich verstehe das. Das war eine Ausnahmesituation. Da kann ich mir gut vorstellen, dass du für einen Moment nicht mit der nährenden Energie in Kontakt treten konntest. Das fühlt sich in einer Woche bestimmt schon wieder ganz anders an.«

Muriel nickt, während sich der Teil von ihr, der wegwill, fragt, ob sie überhaupt noch eine Woche bei Melodie wohnen wird, vielleicht kann sie schon in fünf Tagen ausziehen, wenn sie die Beerdigung schnell organisieren, aber der Teil von ihr, der bleiben möchte, fragt sich, warum genau sie überhaupt fortgehen wollte. Denn wenn Melodies Theorie von der Weisheit stimmt, hat sie dann nicht selbst ihre Weisheit verraten, als sie dachte, sie müsse für Elisabeth einen Arzt rufen? War das nicht die Stimme der Außenwelt, die da in ihr gesprochen hat, die sagte, sie müsse tun, was die Außenwelt verlange, nämlich einen Arzt rufen, weil jemand krank war, und was bedeutet das überhaupt, krank sein, und treffen Ärzte immer die richtigen Entscheidungen, bei all den giftigen Medikamenten, die sie verschreiben? Und ist Melodie nicht immer noch diejenige, die es geschafft hat, dass sie mit ihren eigenen Gefühlen in Kontakt treten konnte, mit ihrem inneren Schmetterling? Mit dem Gefühl, dass sie wertvoll ist, und dass sie nicht immer machen muss, was andere von ihr erwarten? Dass sie ihre Flügel entfalten und wegfliegen kann? Ist die Idee, einen Krankenwagen rufen zu müssen, nicht ein letztes Aufbegehren ihres alten Ichs gewesen, das von den Polizeileuten bestärkt wurde?

»Ich habe mir auf jeden Fall Sorgen um dich gemacht«, sagt Melodie. »Du bist so empfänglich für Autoritäten. Ich habe befürchtet, sie könnten dir vielleicht Angst machen oder dir Schuldgefühle einreden. Ich meine, selbst für mich war es schwer, und dann musstest du es noch ganz allein, ohne unsere Unterstützung, aus eigener Kraft schaffen.«

»Ja«, sagt Muriel, und der Teil von ihr, der weglaufen möchte, wird immer wackliger und schwächer, und der Teil in ihr, der aus ihren Zweifeln in der Zelle eine neue Geschichte spinnt, wird immer kräftiger und stärker, und der Gedanke, sie könnte nach einer vorab festgelegten Zeitspanne wirklich fortgehen, verfliegt langsam, wie die Schirmchen der Pusteblumen, die sich zwischen den Gehwegplatten der Straße angesiedelt haben, ihrer Straße, der Straße, auf der sie gerade gehen, in der ihr Haus steht, ihr aller Haus.

Und während Melodie ihre Hand in die Hosentasche steckt, um die Haustürschlüssel hervorzuholen, zieht Petrus in Gedanken Strohhalme aus dem Heuballen und legt damit Buchstaben auf den Gehweg: ein F, ein U, ein C, ein K, ein M, ein E.

FUCK MELODIE.

24

Wir sind der Entsafter, das wichtigste Küchengerät der Wohngruppe Klang und Liebe und Muriels Fels in der Brandung. Wir haben sie vermisst. Es ist uns schwergefallen, so lange arbeitslos auf sie warten zu müssen. Und dann diese fremden Menschen, die durch das Haus gewuselt sind und abfällige Bemerkungen über uns gemacht haben, äußerst unangenehm. Aber jetzt hat das Warten bald ein Ende, wir hören nämlich schon das Windspiel an der Haustür läuten.

»So.« Melodies Stimme. »Da wären wir wieder. Wie schön.«

»Ich rieche Parfüm«, sagt Petrus. »Oder Putzmittel. Irgendwas mit Zitrone.«

»Dass sowas überhaupt erlaubt ist. So ein Eingriff in unsere Privatsphäre. Die Energie, die hier in der Luft hängt. Total gestört. Und sie haben sich nicht mal die Mühe gemacht, die Schränke wieder zu schließen.«

»Arschlöcher«, sagt Petrus, und wir fragen uns schon, ob Muriel überhaupt mitgekommen ist, aber dann hören wir ihn sagen: »Geht's, Muriel?«

Sie ist wieder da, sie ist wieder zu Hause! Mit etwas Glück geht sie sofort in die Küche, um uns geräuschlos ein Küsschen auf unsere Seite zu drücken oder ihre Wange an uns zu legen. Das macht sie manchmal, wenn sie uns nach einem halben Tag oder einer längeren Zeit wiedersieht.

»Lass sie mal«, sagt Melodie.

Ein paar Minuten lang hören wir nur Gescharre, Geschniefe und Geseufze.

»Möchtest du etwas mit uns teilen, Muriel?«, fragt Melodie.

Und dann hören wir endlich ihre Stimme. »Ich finde das so schlimm, ich finde das so schlimm«, sagt sie schluchzend. »Elisabeths Luftmatratze. Elisabeths Decke.«

»Ja«, sagt Melodie, »daran hatte ich auch nicht gedacht. Dass sie die einfach so liegen lassen würden.«

»Brauchst du …«, sagt Petrus, »warte, ich hole dir ein Taschentuch.« Er kommt in die Küche und sucht nach einem Stück Küchenrolle. Er sieht besorgt aus. So kennen wir ihn gar nicht.

»Macht nichts, Muriel. Ist schon in Ordnung, lass es ruhig raus«, sagt Melodie.

Muriel antwortet, aber wir können sie nicht verstehen.

»Was sagst du, Muriel?«, fragt Melodie.

»Ob du mich kurz loslassen könntest.« Wir hören ihr Keuchen sogar von hier aus. »Danke.«

»Hier«, sagt Petrus.

»Danke. Lieb von dir.« Geräuschvoll schnäuzt Muriel sich.

»Soll ich die Luftmatratze vielleicht wegräumen?«, fragt Petrus. »Oder fändest du es besser, wenn sie liegen bleibt?«

»Räum die ruhig weg, ja. Elisabeth bleibt so oder so bei uns, ob wir ihr Bett nun wegräumen oder nicht.«

»Ich habe mit Muriel gesprochen. Muriel? Soll ich ihr Bett noch liegen lassen, oder lieber nicht?«

»Äh. Ja. Nein, nimm es ruhig weg.«

»Ja«, sagt Melodie, »das ist wohl das Beste.«

Es bleibt einige Minuten still. Die ganze Sache mit Elisabeth ist natürlich auch ziemlich traurig. Logisch, dass Muriel etwas Zeit braucht. Aber wir können uns nicht vorstellen, dass sie sich nicht auch fürchterlich nach uns sehnt und sich während des Weinens nicht auch mit der Frage beschäftigt, was sie gleich mit uns machen wird. Im Kühlschrank liegt nur noch etwas Staudensellerie, bestens für einen leckeren würzigen Saft geeignet. Und in der Obstschale liegt noch ein Apfel, schon ein bisschen verschrumpelt, aber groß genug, um eine süße Note hinzuzufügen. Zwei Äpfel wären allerdings noch besser. Dafür müssten sie erst einkaufen gehen. Und wenn sie sich dann schon auf den Weg machen, könnten sie auch gleich Karotten kaufen, und Orangen, für einen frisch gepressten Orangensaft. Das wäre doch ein kleiner Trost, auch wenn es immer sehr spannend ist, wie Petrus auf Orangen reagiert. Aber abgesehen davon ist alles möglich. Wir sind nicht umsonst der Rolls-Royce unter den Entsaftern, mit einem leistungsstarken Motor, zwei Pressschnecken statt einer, sodass unser Wirkungsgrad um dreißig Prozent höher ist als der von minderwertigeren Marken und Modellen, und einem findigen Auslassrohr, um den Saft vom Trester zu trennen, damit all das frische Gemüse, die Nüsse und das Obst innerhalb von wenigen Sekunden in einen wundervoll reinen Saft verwandelt werden, während die trockenen Pressrückstände abgeführt werden, aber alle Vitamine und Mineralien erhalten bleiben, und ohne den üblichen Lärm von anderen maschinellen Saftpressen und -zentrifugen.

»Das ist überhaupt nicht schlimm«, hören wir Melodie sagen. »Ich finde das sogar sehr gut. Gut, dass du die Emotionen zulässt. Es ist auch nicht einfach, Elisabeth plötzlich loslassen zu müssen.«

»Ja«, sagt Muriel. »Ja, entschuldigt. Ich glaube, es hat auch damit zu tun, dass ich ein bisschen Hunger habe. Vielleicht könnte ich uns etwas Gemüsesaft machen? Ich glaube, wir haben noch Staudensellerie da. Und einen Apfel. Wir könnten sonst auch einkaufen gehen, um ein paar Karotten und Orangen zu kaufen?«

Muriel, eine Frau nach unserem Geschmack.

»Schon okay, Muriel. Alle Gefühle sind etwas höher angesiedelt, wenn du dich selbst nicht mit Essen ablenkst. Das ist auch gut so. Ich habe selbst gar nichts mehr gegessen, seit sie uns mitgenommen haben, du kannst dir also vorstellen, wie es mir geht.«

»Ja, du hast bestimmt auch Hunger. Ich schaue eben in der Küche nach, ob –«

»Das ist lieb von dir, aber so habe ich das nicht gemeint. Ich wollte damit sagen, dass ich meinen Gefühlen dadurch sehr nahe bin, für mein Gefühl jedenfalls. Und das muss ich nicht unbedingt mit Nahrung betäuben. Wir können damit besser kurz in Kontakt treten. Uns gemeinsam in Ruhe hinsetzen. Schauen, ob wir die Energie wiederherstellen können. Du könntest doch Tee kochen, und ich schaffe in der Zwischenzeit Platz für unsere Sitzkissen. Und ein paar Räucherstäbchen wären doch auch schön. Um die Luft zu reinigen.«

Und dann ist es endlich so weit. Muriel kommt in die Küche. Ihr Gesicht ist rot und fleckig, ihre Augen sind feucht, aber trotzdem können wir den Ansatz eines Lächelns in ihrem Gesicht ausmachen, als sie uns sieht. Weder küsst sie uns, noch legt sie ihre Wange an uns, aber dafür lässt sie im Vorbeigehen ihre Fingerspitzen über unsere Oberfläche gleiten, als Zeichen der Freude, uns wiederzusehen. Dann nimmt sie den Wasserkocher, um Tee zu kochen.

Wir haben schon so oft beobachtet, wie Muriel dieses Ritual vollzieht, dass wir jeden Handgriff auswendig kennen. Wie sie den Wasserkocher mit Wasser füllt. Die Einmachgläser mit Kräutertee vom Regalbrett nimmt. Eine Kräutermischung zusammenstellt. Kamille, Lavendel, Anis. Muriel kennt ihre Geschmackskombinationen. Sie lässt die Kräuter in die große Thermosflasche fallen und wartet. Reibt sich über den Bauch. Sobald das Wasser blubbert, legt sie die Hand auf den Griff des Wasserkochers, damit sie ihn genau in dem Moment, in dem er sich ausklickt, aus dem Halter nehmen kann, um das Wasser in die Flasche zu gießen. Sie stellt den Wasserkocher zurück, wartet kurz, dreht dann den Verschluss auf die Flasche und wartet noch einen Moment. Zum Schluss gießt sie die gelbe Flüssigkeit in drei Gläser, die sie auf ein Holztablett stellt, und verschwindet damit ins Wohnzimmer.

»Vielen Dank, Muriel, wie schön«, hören wir Melodie sagen. »Schön, wieder zu Hause zu sein. Ich spüre, wie die Energie langsam zur Ruhe kommt. Ihr nicht auch?« Es bleibt kurz still. »Hmm, Lavendel. Lecker. Und auch so reinigend.«

»Ja«, sagt Muriel.

»Tja, wir haben uns sicherlich viel zu erzählen. Aber lasst uns damit noch warten. Das sorgt wieder für so viel Unruhe, oder?«

»Klar«, sagt Petrus.

»Ich spüre übrigens ganz deutlich, dass sie immer noch hier ist«, sagt Melodie. »Sie haben vielleicht ihren Körper mitgenommen, aber sie selbst ist hiergeblieben. Ich spüre sie ganz deutlich. Und ich spüre, dass es gut ist. Sie ist froh, dass wir hier sind.«

Die anderen beiden sagen nichts.

»Ja, es ist gut, mal nichts zu sagen. Einfach das wahrnehmen, was ist. Das ist sehr gut.«

Zeit vergeht, wie viel Zeit, können wir nicht wirklich einschätzen. Zehn Minuten, zwanzig, eine halbe Stunde. Genügend Zeit, um selbst mit unserer beeindruckend niedrigen Drehzahl von zweiundachtzig Umdrehungen pro Minute eine gesunde, hungerstillende Menge frischen Saft zu produzieren.

»Trinkst du gar keinen Tee? Der wird kalt.«

»Ja, entschuldige. Die Geschäfte schließen gleich, glaube ich. Wenn wir also noch was einkaufen wollen, müssten wir jetzt los.«

»Du hast doch gesagt, wir hätten noch Sellerie? Und einen Apfel?«, sagt Melodie. »Daraus können wir doch etwas machen, oder? Für alle, die nachher was wollen. Ich glaube, es ist gut, alles in Ruhe anzugehen. Raum lassen. Nicht sofort in den Alltagsmodus übergehen. Petrus. Nimmst du dir etwas Tee? Der würde dir guttun.«

»Nimmst du dir etwas Tee? Der würde dir guttun«, hören wir ihn Melodie nachäffen. »Als wüsstest du immer alles am besten. Kann ich das vielleicht selbst bestimmen? Ob mir Tee guttut oder nicht? Elisabeth musste auch immer das machen, was du gesagt hast. Und man sieht ja, wo das hingeführt hat.«

Muriel hustet.

»Ich bin durchlässig«, sagt Melodie. »Ich bin durchlässig, Petrus. Durchlässig für deine Bosheit. Sie berührt mich nicht.«

»Ich bin nicht böse«, sagt Petrus. »Ich möchte nur gerne selbst bestimmen, ob ich meinen Tee trinke oder nicht.«

»Petrus. Ich verstehe, dass du Widerstand erfährst, nach allem, was wir durchgemacht haben. Aber du hast dich selbst dafür entschieden, hier zu wohnen. Dieses Geschenk hast du dir selbst gemacht, weil du Kontakt wolltest. Wenn du dich jetzt also dafür entscheidest, den Kontakt zu trennen, dann ist das in Ordnung, aber dann entscheidest du dich gegen dich selbst, gegen ein tiefes Verlangen in dir, den Widerstand zu durchbrechen. Ich verstehe, dass du wegen all der Rückschläge und der grässlichen Dinge, die die Polizei zu uns gesagt hat, durcheinander bist, aber vielleicht ist es gerade dann gut, die Gefühle als das anzusehen, was sie sind. Dann reagierst du nicht ausgehend von deinem Widerstand, sondern von deiner Weisheit. Findest du nicht auch?« Sie schweigt kurz. »Sieh nur, jetzt ist Muriel auch schon wieder ganz durcheinander. Brauchst du ein Taschentuch?«

»Nein«, schnieft Muriel, »ich habe noch das von Petrus. Geht auch schon wieder.«

»Geh doch eine Runde spazieren, Petrus«, sagt Melodie. »Kurz mal raus. Zu dir selbst finden. Dann sehen wir dich gleich wieder. Dann sehen wir dich anstelle deiner Bosheit.«

»Oh ja«, sagt Muriel. »Und vielleicht könntest du dann direkt ein paar Sachen einkaufen. Karotten und Orangen wären auf jeden Fall gut. Und die Kamille ist fast leer. Oh.«

Die Wohnzimmertür wird mit einem lauten Knall zugeschlagen.

»Petrus?«

»Lass ihn erst mal. Wir sind alle erschöpft. Ich hoffe, er beruhigt sich ein bisschen.« Melodie seufzt geräuschvoll. »Ich hatte schon befürchtet, dass die Ermittler ihn auf falsche Gedanken bringen. Die waren unglaublich manipulativ. Unglaublich lenkend. Da muss man schon enorm selbstsicher sein, um der eigenen Wahrheit treu zu bleiben. Was das angeht, bist du schon etwas weiter.«

»Ja«, sagt Muriel, und es wird still, lang genug, um einen neuen Vorschlag machen zu können. Zum Beispiel, etwas Gemüsesaft zu machen.

»Ich bin wirklich zufrieden mit dir, Muriel«, sagt Melodie. »Und ich fühle, dass Elisabeth das auch ist. Sie ist auch froh, dass wir zusammen zurückbleiben und ich das alles nicht allein durchstehen muss. Den Abschied von Elisabeth. Petrus' Anfälle. Da ist es so wichtig, dass man sich aufeinander verlassen kann. Findest du nicht auch?«

»Hm, hm«, sagt Muriel leise.

»Nimm dir noch Tee.«

Muriel will keinen Tee. Sie will Karotten. Sie will Orangen. Sie will uns. Und wir wollen sie. Aber Melodie will, dass sie erst Tee trinkt, und dann kommt Petrus nach Hause, und dann müssen sie zusammen meditieren, und nach dem Meditieren müssen sie singen, dass sie Licht und Liebe sind und Klänge überall, weit über die Essenszeit hinaus. Draußen dämmert es bereits, als sie endlich mit dem Singen fertig sind und Muriel sich endlich von den anderen loseisen kann, mit der Mitteilung, sie fände es schön, noch etwas Gemüsesaft zu machen, auch für morgen früh. Als sie den Kühlschrank öffnet und die Selleriestangen herausholt, kommt Melodie in die Küche.

»Sollten wir die überhaupt noch verwenden? Die haben ganz schön lange im Kühlschrank gelegen. Ich weiß nicht, ob sie noch viel Energie beinhalten. Ich befürchte, der Großteil hat sich verflüchtigt.«

Im Dämmerlicht sehen wir, wie sich Muriels Gesicht verkrampft, ihre Hand schließt sich fest um die Stauden. Diesen Saft wirst du uns nicht nehmen, Melodie, denken wir, und wir wissen, dass Muriel dasselbe denkt.

»Nimm doch einfach den Apfel«, sagt Melodie. »Der ist doch noch gut.«

Muriel lässt die Schultern hängen.

»Das ist schwer für dich, oder?«, sagt Melodie. »Ich kann sehen, dass es dir nicht leichtfällt. Dein System ist angeknackst. Durch all die Sachen, die du gegessen hast. Ein bisschen Saft ist vielleicht gut, wenn du meinst, dass dir das hilft. Um all das abzubauen.«

»Ja«, sagt Muriel mit schwacher Stimme, »ich glaube, das würde mir helfen.«

Das ist ein Anfang. Das ist ein Anfang, Muriel. Keine Karotten und Orangen, aber besser als nichts.

Melodie geht wieder ins Wohnzimmer, und Muriel fängt an, den Apfel zu schälen und in Stücke zu schneiden. Sie steckt unseren Stecker in die Steckdose, und dann dürfen wir endlich, endlich wieder unser patentiertes, doppeltes Pressschneckensystem rotieren lassen. Über ihre Wangen laufen Tränen, während sie sich mit einem kleinen Löffel das trockene Apfelfruchtfleisch in den Mund schiebt. Sie gießt den Saft in drei kleine Gläser, stellt sie auf ein Holzbrettchen, wischt die Tränen weg und verlässt mit dem Brettchen die Küche.

25

Wir sind das Licht. In einem gewellten Streifen fallen wir orange auf die Fleecedecken der drei Bewohner von Wohngruppe Klang und Liebe, die im Wohnzimmer auf ihren Luftmatratzen liegen. Melodie, die Stirn im Schlaf gerunzelt und die Schneidezähne auf die eingezogene Unterlippe gepresst. Petrus, völlig entspannt, den Mund halb geöffnet, glitzernder Speichel im Mundwinkel, sich dem Schlaf voll und ganz hingebend. Und Muriel, hellwach, wie so oft um diese Uhrzeit. Der Großteil ihres Gesichts liegt im Schatten, doch ihre weit aufgerissenen Augen glänzen. Diese Augen kennen wir schon sehr lange. Wir erinnern uns daran, wie blau sie waren, als sie gerade zur Welt gekommen war. Wie unbeholfen sie auf uns reagierten. Unbeholfen, aber auch neugierig. Hungrig nach Eindrücken. Aber jetzt wirkt es so, als wollten ihre Augen uns nicht mehr, als wollten sie lieber nichts mehr sehen.

Wir gehören nicht zum Typ Selbstzweifel, aber als Muriel anfängt zu weinen, fragen wir uns schon, ob das an uns liegt, ob sie von uns enttäuscht ist, weil sie wirklich geglaubt hat, sie könnte nur von uns leben. Vielleicht ist sie wütend auf uns, weil sie langsam begreift, dass das nicht geht. Das würde uns leidtun. Wir hatten gehofft, ihr würde all das genügen, was wir schon immer für sie getan haben: ihren Körper wärmen, das Leben auf der Erde ermöglichen. Wir hatten gehofft, sie würde nicht von uns erwarten, Essen überflüssig zu machen. Dass sie uns so akzeptieren würde, wie wir sind, denn wir akzeptieren sie schließlich auch so, wie sie ist. Aber wahrscheinlich gibt es einen anderen Grund für ihr Weinen. Bestimmt vermisst sie jemanden. Elisabeth, oder ihre Freundinnen von der Berufsschule. Oder sie vermisst ihren Vater. Das würde uns nicht wundern. Wir wissen, wie sie ihren Vater angesehen hat, als Kind, als junge Erwachsene. Und wir wissen, wie er sie angesehen hat. Diese gegenseitigen Blicke würden uns auch fehlen.

Worin der Grund auch liegen mag, es führt dazu, dass sie aktiv wird, denn sie schlägt die Decke zurück und setzt sich auf. Sie wischt sich die Tränen aus den Augen. Vorsichtig steht sie auf und geht auf Zehenspitzen zum Kleiderhaufen, der auf dem Klavierhocker liegt, ohne ihre Mitbewohner dabei aus den Augen zu lassen. Sie nimmt die Kleidung und geht in die Küche. Hier scheinen wir direkt vom Mond herein, geradewegs durch das längliche Fenster der Hintertür. Wir formen auf dem Boden ein silberweißes Trapez und füllen den ganzen Raum mit einer weißen Glut. Muriel lässt ihre Schlafanzughose runter, zieht eine lange Hose aus dem Kleiderhaufen und schlüpft hinein. Das Oberteil wird ausgezogen, ein anderes angezogen. Darüber ein T-Shirt und ein Sweatshirt. Obwohl es eine warme Nacht ist, zieht sie den Reißverschluss bis ganz nach oben. Sie faltet die Schlafanzughose zusammen, danach das Oberteil. Die gefalteten Kleidungsstücke legt sie in die Schublade mit den Geschirrtüchern. Dann tastet sie in der rechten Hosentasche und holt ein gefaltetes Stück Papier heraus. Sie faltet es auseinander und liest es. Ihr Mund bewegt sich mit den Worten mit. Als sie fertig ist, faltet sie das Blatt wieder zusammen und schiebt es halb unter den Entsafter. Aus ihrer Gesäßtasche zieht sie einen weißen Kugelschreiber, auf dem das Polizeilogo zu sehen ist. Auf das gefaltete Blatt unter dem Entsafter schreibt sie: *Für Petrus und Melodie*. Sie legt den Stift neben den Entsafter, beugt sich vor und drückt ihre Lippen auf die Seite des Geräts. Dann richtet sie sich auf, lässt ihren Blick durch die Küche schweifen und schleicht zurück ins Wohnzimmer, wo die anderen immer noch schlafen. Sie geht zum Tisch, auf dem eine Minikommode mit vier Schubladen steht, und behält ihre Mitbewohner dabei genau im Auge. Auf der untersten Schublade steht ihr Name. Sie zieht die Schublade ein Stück weit auf und schaut zur Seite. Dann zieht sie sie etwas weiter auf. Und noch etwas weiter. Melodie, das Gesicht Muriel zugewandt, stößt einen tiefen Seufzer aus und dreht sich auf die andere Seite. Muriel versteift sich. Ein paar Sekunden lang steht sie unbeweglich da. Dann entspannt sie sich wieder, zieht die Schublade ganz auf und nimmt ein paar Papiere heraus, die sie zusammenfaltet und in ihre Gesäßtasche steckt. Danach schiebt sie die Schublade in einer Bewegung zu und dreht sich zu ihren Mitbewohnern um. Mit den Händen in den Hosentaschen beobachtet sie, wie sie dort liegen, nebeneinander auf ihren Luftmatratzen, mit ihrer eigenen Luftmatratze daneben, die Decke zurückgeworfen, als hätte sie vor, jeden Moment wieder ins Bett zu schlüpfen, und anders als noch kurz zuvor schaut sie jetzt so, als wollte sie die Dinge wirklich sehen. Die schlafenden Mitbewohner unter ihren Fleecedecken, das Sofa, durch unsere spärliche Anwesenheit nicht rot, sondern dunkelgrau, der Stapel mit den vier Meditationskissen daneben, die Lauten an der Wand, die Viole da Gamba, die Schmetterlinge, die Pinnwand mit der Übersicht, wer wann an welchen Laptop darf. Jedes Objekt bekommt ein paar Sekunden lang ihre ungeteilte

Aufmerksamkeit. Dann dreht sie sich um und geht in den Flur. Behutsam öffnet sie die Tür und schließt sie hinter sich. Sie bleibt kurz stehen, sucht etwas in den Taschen ihres Sweatshirts. Kneift die Augen zusammen, als hätte sie etwas vergessen. Sie sieht von der Tür zur Treppe und wieder zur Tür. Sie entscheidet sich für die Treppe. Leise geht sie nach oben, die fünfte und die elfte Stufe überspringend. Oben geht sie in ein Zimmer mit einem Einzelbett, das mit Notenblättern übersät ist. Daneben steht ein großer Schrank. Sie öffnet ihn und nimmt eine Reisetasche vom untersten Regalbrett. Sie riecht an der Tasche und lächelt. Dann füllt sie sie mit Kleidungsstücken. Im Badezimmer nimmt sie eine der Zahnbürsten aus dem Glas auf dem Waschbecken. Lautlos liest sie den Zettel, der an den Spiegel geklemmt ist. Sie sieht sich selbst an. Ihre Augen liegen noch tiefer in den Höhlen als sonst, aber das scheint Muriel nichts auszumachen. Sie lächelt sich selbst zu, nickt und geht in das andere Zimmer, um die Zahnbürste einzupacken. Mit der Tasche über der Schulter geht sie die Treppe runter, die elfte und die fünfte Stufe überspringend.

Unten im Flur stellt sie die Reisetasche auf den Boden. Sie betrachtet die Tür. Die kleine Gardine vor dem Fenster. Das Windspiel über der Tür, die Holzscheibe mit den unterschiedlich langen Klangstäben aus Metall. Das Windspiel, das nicht draußen im Wind hängt, sondern drinnen vor der Tür, damit immer Musik erklingt, wenn sie rein- oder rausgehen. An einem sonnigen Oktobertag eigenhändig von Muriel aufgehängt. Am selben Tag hatten sie auch die Namensschilder neben der Tür angebracht.

»Schön, oder«, hatte sie gesagt. »Schön, oder, Melodie? Jeder, der kommt oder geht, wird von Klang begrüßt oder verabschiedet. Und von Liebe natürlich auch.«

»Ja, sehr schön, Muriel. Schön, dass du dich selbst so einbringst, das ist eine schöne Initiative. Findet ihr nicht auch? Petrus? Elisabeth?«

In den folgenden Monaten haben wir Muriel immer lächeln sehen, wenn sie das Windspiel gehört hat. Sie hat es angesehen, als wäre es ein guter Freund. Doch jetzt schaut sie, als wäre es ein Quell des Zweifels. Sie dreht sich zur Wohnzimmertür, und wieder zurück zum Windspiel. Dann geht sie wieder nach oben, die fünfte und elfte Stufe überspringend, und über den Flur ins Badezimmer, wo sie einen Verbandskasten aus dem Schrank nimmt und eine Schere herausholt, die sie mit der Spitze nach oben in ihre Hosentasche steckt. Unter dem Waschbecken holt sie einen Plastikhocker hervor. Dann geht sie wieder nach unten. Sie stellt den Hocker vor die Tür unter das Windspiel, nimmt einen Schal von der Garderobe und stellt sich auf den Schemel. Er ist etwas zu niedrig für sie, um gut an das Windspiel zu kommen, aber auf den Zehenspitzen stehend gelingt es ihr gerade eben so, mit dem Schal die Klangstäbe in einer schnellen Bewegung zusammenzudrücken, damit das dabei entstehende Geräusch sofort erstickt wird. In der linken Hand hält sie mit dem Schal die Klangstäbe ruhig, mit der rechten holt sie die Schere hervor. Sie macht sich so groß wie möglich, versucht die Fäden durchzuschneiden, mit dem die Holzscheibe an einem längeren Band befestigt ist. Ein paar Mal erwischt sie nur die Luft, doch dann klappt es endlich. Das Windspiel wird abgetrennt. Sie legt es im Schal eingewickelt auf den Schuhschrank unter der Garderobe. Die Schere legt sie darauf. Den Hocker stellt sie vor die Treppe. Sie nimmt ihre Jacke von der Garderobe und stopft sie in die Reisetasche. Dann zieht sie sich Schuhe an. Mit zitternden Fingern bindet sie die Schnürsenkel zu. Sie steht auf, hängt sich die Tasche über die Schulter und legt, ohne zu zögern, die Hand auf die Klinke der Haustür.

Die Tür geht nicht auf. Muriel drückt die Klinke mehrmals runter und versucht, die Tür zu öffnen, doch sie bleibt verschlossen. Sie schaut über die Schulter zur Wohnzimmertür. Hinter dieser Tür befinden sich die Schlüssel, sie hängen an einem Haken an der Seite des Bücherregals. Wieder muss Muriel weinen, nicht so leise und kontrolliert wie zuvor, mit ein paar Tränen, die schöne glänzende Spuren auf ihrem traurigen, aber beherrschten Gesicht hinterließen, sondern richtig, mit ruckenden Schultern und einem schmerzverzerrten Gesicht. Sie sackt zusammen, liegt auf dem Boden, inmitten der beiden dreieckigen, orangen Flecken, die wir auf den Teppich zeichnen. Sie schließt die Augen und bleibt liegen, bis keine Tränen mehr kommen. Dann steht sie auf. Sie steht mit dem Gesicht zur Wand. Links die Haustür, rechts die Wohnzimmertür, schräg hinter ihr die Treppe. Ihre Beine bis zur Hälfte in Orange getaucht, der Rest in Dunkelheit, aber nicht mehr so im Dunkeln, dass sie unsichtbar ist.

Bis hierhin hat sie es geschafft. Bis zum Flur. Bis zur Haustür, die abgeschlossen ist. Und uns ist es egal, was jetzt passieren wird. Ob sie zurück ins Wohnzimmer geht, um die Schlüssel vom Haken zu nehmen, und dann zurück in den Flur, um durch die Haustür zu verschwinden, oder ob sie über die Küche durch die Gartentür das Haus verlässt und über den Zaun klettert, oder ob Petrus und Melodie wach werden, wenn sie ins Wohnzimmer kommt, und ob die sie dann dazu überreden, zu bleiben, oder ob sie sich gar nicht erst trauen würde, zu erzählen, was sie vorhatte, sodass sie sich eine Ausrede einfallen lassen müsste von einer SMS, die über das Festnetz eingegangen ist, die besagt, dass ihr Vater im Sterben liegt, oder ob sie hier stehen bleibt, im inneren Zwiespalt, bis der Morgen hereinbricht, oder ob sie beschließt, zu bleiben, das Windspiel so gut wie möglich wieder zurückhängt, die Schuhe auszieht, die Sachen wieder nach oben bringt, und angezogen wieder unter die Fleecedecke schlüpft, in der Hoffnung, morgens eine gute Erklärung dafür parat zu haben, warum sie ihre normale Kleidung anstelle ihres Schlafanzugs trägt. Wir haben keine Präferenz. Wir möchten nur, dass Sie diese Szene betrachten: von der Wohnzimmertür aus gesehen das Profil einer Frau, das sich dunkel von der stundenglasförmigen Gardine vorm Fenster der Tür abhebt; von der Haustür aus betrachtet ein in oranges Licht getauchtes Frauengesicht mit Tränenspuren auf den Wangen, das jetzt wieder ganz dem orangen Licht zugewandt ist, und dann wieder der Wohnzimmertür. Eine Frau, gefangen im Zwischenraum, im Fegefeuer, nicht drinnen und nicht draußen, und jedes Mal, wenn ein Auto durch die Straße fährt und ein gelblicher Scheinwerferlichtkegel hereinscheint, hält sie den Atem an, und wenn der Lichtkegel vorübergeglitten ist, atmet sie wieder aus und kehrt zurück zum Zwiespalt.

Wir werden keine Meinung zu ihrer Entscheidung haben. Die Entscheidung liegt bei ihr, das Betrachten bei Ihnen. Alles, was wir tun können, ist bei ihr zu bleiben, ihr Gesicht in Licht zu hüllen, ihre Hände zu streicheln; dafür zu sorgen, dass es gesehen wird.

QUELLEN UND DANKESWORT

Ich habe mich für dieses Buch von den Nachrichten über den Tod einer Frau in einer Wohngruppe in Utrecht im Sommer 2017 inspirieren lassen. Dafür habe ich Zeitungsartikel und im Internet verfügbare Informationen verwendet, wozu auch die Website der Wohngruppe gehört. Ich habe die Betroffenen nie gesehen oder gesprochen, und es ist nicht meine Absicht, über reale Geschehnisse oder Personen zu urteilen. Die Geschichte, die ich geschrieben habe, ist ein Produkt meiner Fantasie und als Fiktion anzusehen.

Das Zitat im Kapitel »Wir sind die Eltern« stammt vom Buchumschlag der niederländischen Ausgabe *Dode Lente* von Rachel Carsons Buch *Silent Spring*. Ich habe es auf der niederländischsprachigen Wikipediaseite über Rachel Carson gefunden.

Beim Schreiben dieses Buches haben mir viele Menschen geholfen. Janneke Burggraaff und Michel Heen möchte ich für das Beantworten meiner Fragen über die praktischen Seiten ihrer Arbeit als Hausarzt und Ermittler danken. Jan-Tjeerd de Jong von der Bezirksstaatsanwaltschaft Rotterdam danke ich für den herzlichen Empfang auf der Polizeiwache und seine inhaltlichen Anmerkungen zu einer früheren Fassung der Geschichte.

Dem Verlag Podium und meiner Lektorin Willemijn Lindhout bin ich für die anhaltende Begeisterung für meine Arbeit und die sorgfältige Begleitung bei der Fertigstellung meines Manuskripts zu besonderem Dank verpflichtet. Und zum Schluss möchte ich allen Menschen danken, mit denen ich in meinem Leben zusammengewohnt habe, für das, was sie mir beigebracht haben über Liebe, Streit und (Des-)Interesse.